授業内容が**よくわかる！**

看護学生必須の漢字・熟語 5日間攻略問題集

飯田 恭子 監修

本書の特長と使い方

特長！ 看護学生に必要不可欠な必読漢字を短期間で学習できる！

- 本書は、看護師を目指す学生の皆さんが基礎学力として備えておくべき漢字力をトレーニングするための問題集です。**看護の知識を得るために最低限必要とされる漢字力を短期間で効率よく身につける**ことができます。
- 主に例文を使用して漢字の問題を出題します。繰り返し問題を解くことで、**漢字知識だけでなく、看護の基礎的な専門知識の学習**にもつながります。
- 普段の講義内容の理解を深め、さらには看護師国家試験の問題を正しく読み解く力を養うことができるように、看護学のテキストや試験などでよく見る漢字、知っておくべき基本的な専門用語の漢字を系統別にまとめ、**5日間で学習できるようにドリル形式で構成**しています。

本書の使い方

ただ問題と解答を眺めるだけでなく、実際に手を動かして、正しく答えを書けるかどうか確認することが漢字力アップのコツです。

①赤シートを使って
スピーディにチェック！
答えを赤シートで隠しながら解けるので、空いた時間も使って気軽に取り組みましょう。

②チェックボックスを使って
反復練習！
解答できた問題にはチェックをつけ、できなかった問題は繰り返し学習することで、漢字を確実に覚え、看護の学習につなげていきましょう。

③制限時間の中で
合格点を目指そう！
各項目には、学習計画がたてやすいように解答の目標時間と合格点を設けています。合格点に満足することなく、満点を目指して繰り返しチャレンジしましょう。

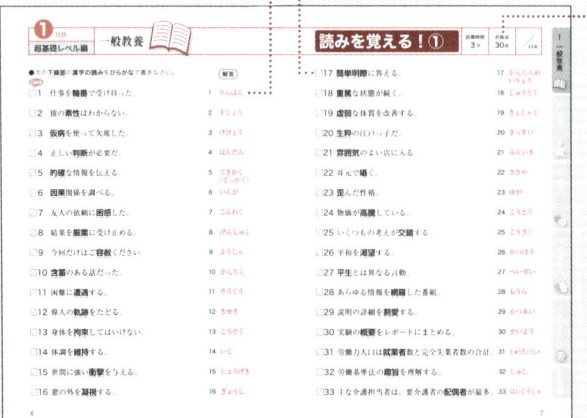

＊本書に掲載されている語句の読み・書き・字体・送り仮名・意味は、いずれも一般的なものを示し、必要に応じて（　）書きで別解答を併記しています。本書に掲載されているもの以外の表記が容認されている場合もあります。

目次

本書の特長と使い方 …………………………………………………… 2

1日目　超基礎レベル編　一般教養

読みを覚える！① …………………………………………………… 6
書きを覚える！① …………………………………………………… 8
読みを覚える！② …………………………………………………… 10
書きを覚える！② …………………………………………………… 12
読みを覚える！③ …………………………………………………… 14
書きを覚える！③ …………………………………………………… 16
読みを覚える！④ …………………………………………………… 18
書きを覚える！④ …………………………………………………… 20
読みを覚える！⑤ …………………………………………………… 22
書きを覚える！⑤ …………………………………………………… 24

コラム　看護漢字勉強のコツ　勉強を先延ばしするクセを退治するには？ ……… 26

2日目　専門基礎用語編　身体に関わる必須漢字

イラストで覚える！①（骨格／関節） ……………………………… 28
イラストで覚える！②（筋肉／呼吸器） …………………………… 30
イラストで覚える！③（循環器 心臓／消化器） …………………… 32
イラストで覚える！④（泌尿器／生殖器） ………………………… 34
イラストで覚える！⑤（脳／皮膚） ………………………………… 36
読みを覚える！① …………………………………………………… 38
書きを覚える！① …………………………………………………… 40
読みを覚える！② …………………………………………………… 42
書きを覚える！② …………………………………………………… 44
読みを覚える！③ …………………………………………………… 46
書きを覚える！③ …………………………………………………… 48

コラム　看護漢字勉強のコツ　復習を行うのはいつがベスト？ ………………… 50

3日目　専門基礎用語編　病気に関わる必須漢字

読みを覚える！①（肺炎／膀胱炎） ………………………………… 52
書きを覚える！①（糖尿病／高血圧） ……………………………… 54
読みを覚える！②（狭心症／頭痛） ………………………………… 56
書きを覚える！②（不整脈／統合失調症） ………………………… 58

読みを覚える！③（胆石症／貧血） ……………………………… 60
書きを覚える！③（子宮頸がん／脳腫瘍） ……………………… 62
読みを覚える！④（結核／骨折） ………………………………… 64
書きを覚える！④（クローン病／蕁麻疹） ……………………… 66
読みを覚える！⑤（気管支喘息／便秘） ………………………… 68
書きを覚える！⑤（バセドウ病／認知症） ……………………… 70

コラム 看護漢字勉強のコツ 記憶に残りやすくするには？ …………………… 72

４日目 看護技術用語編 看護過程の主要漢字

読みを覚える！① ……………………………………………………… 74
書きを覚える！① ……………………………………………………… 76
読みを覚える！② ……………………………………………………… 78
書きを覚える！② ……………………………………………………… 80
読みを覚える！③ ……………………………………………………… 82
書きを覚える！③ ……………………………………………………… 84
読みを覚える！④ ……………………………………………………… 86
書きを覚える！④ ……………………………………………………… 88
読みを覚える！⑤ ……………………………………………………… 90
書きを覚える！⑤ ……………………………………………………… 92
読みを覚える！⑥ ……………………………………………………… 94
書きを覚える！⑥ ……………………………………………………… 96
読みを覚える！⑦ ……………………………………………………… 98
書きを覚える！⑦ ……………………………………………………… 100

コラム 看護漢字勉強のコツ 要領よく漢字を覚えるには？ ………………… 102

５日目 実践漢字編 国試重要キーワード漢字

実力テスト① ……………………………………………………… 104
実力テスト② ……………………………………………………… 106
実力テスト③ ……………………………………………………… 108
実力テスト④ ……………………………………………………… 110
実力テスト⑤ ……………………………………………………… 112
実力テスト⑥ ……………………………………………………… 114

コラム 看護漢字勉強のコツ 集中力とモチベーションを維持するには？ ……… 116

付録 難読看護漢字総チェックリスト ………………………………… 118

1日目

超基礎レベル編

一般教養

　1日目では、覚えておくべき一般教養レベルの漢字を例文形式で出題します。教科書で使用される漢字の中で一般的なものや、健康支援などの看護に関わる一般教養の理解に必要な漢字知識を身につけましょう。

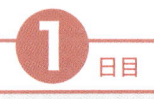 

一般教養

● 次の**下線部**の漢字の読みをひらがなで書きなさい。

解答

☑1　仕事を**輪番**で受け持った。　　　　1　りんばん

☑2　彼の**素性**はわからない。　　　　　2　すじょう

☑3　**仮病**を使って欠席した。　　　　　3　けびょう

☑4　正しい**判断**が必要だ。　　　　　　4　はんだん

☑5　**的確**な情報を伝える。　　　　　　5　てきかく（てっかく）

☑6　**因果**関係を調べる。　　　　　　　6　いんが

☑7　友人の依頼に**困惑**した。　　　　　7　こんわく

☑8　結果を**厳粛**に受け止める。　　　　8　げんしゅく

☑9　今回だけはご**容赦**ください。　　　9　ようしゃ

☑10　**含蓄**のある話だった。　　　　　10　がんちく

☑11　困難に**遭遇**する。　　　　　　　11　そうぐう

☑12　偉人の**軌跡**をたどる。　　　　　12　きせき

☑13　身体を**拘束**してはいけない。　　13　こうそく

☑14　体調を**維持**する。　　　　　　　14　いじ

☑15　世間に強い**衝撃**を与える。　　　15　しょうげき

☑16　窓の外を**凝視**する。　　　　　　16　ぎょうし

読みを覚える！①

目標時間 3分　合格点 30点　／33点

- ☐17 **簡単明瞭**に答える。
- ☐18 **重篤**な状態が続く。
- ☐19 **虚弱**な体質を改善する。
- ☐20 **生粋**の江戸っ子だ。
- ☐21 **雰囲気**のよい店に入る。
- ☐22 耳元で**囁**く。
- ☐23 **歪**んだ性格。
- ☐24 物価が**高騰**している。
- ☐25 いくつもの考えが**交錯**する。
- ☐26 平和を**渇望**する。
- ☐27 **平生**とは異なる言動。
- ☐28 あらゆる情報を**網羅**した番組。
- ☐29 説明の詳細を**割愛**する。
- ☐30 実験の**概要**をレポートにまとめる。
- ☐31 労働力人口は**就業者**数と完全失業者数の合計。
- ☐32 労働基準法の**趣旨**を理解する。
- ☐33 主な介護担当者は、要介護者の**配偶者**が最多。

17 かんたんめいりょう
18 じゅうとく
19 きょじゃく
20 きっすい
21 ふんいき
22 ささや
23 ゆが
24 こうとう
25 こうさく
26 かつぼう
27 へいぜい
28 もうら
29 かつあい
30 がいよう
31 しゅうぎょうしゃ
32 しゅし
33 はいぐうしゃ

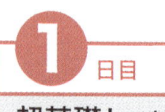 

1日目 超基礎レベル編　一般教養

●次の下線部のひらがなを漢字で書きなさい。

解答

☑1　急病人がいたので**きゅうきゅうしゃ**を呼んだ。　1　救急車

☑2　**いさぎよ**い態度だった。　2　潔

☑3　交通事故を**もくげき**した。　3　目撃

☑4　**ひろう**がたまっている。　4　疲労

☑5　**けんきょ**な言動を心がける。　5　謙虚

☑6　**こきょう**で看護師として働くことが夢だ。　6　故郷

☑7　**しゅうとう**に準備をする。　7　周到

☑8　**ちょうしんき**で心音を聞く。　8　聴診器

☑9　**じゅうなん**な考え方をする人。　9　柔軟

☑10　友人と話して**しげき**を受けた。　10　刺激

☑11　**しっぱい**は成功のもと。　11　失敗

☑12　**よゆう**を持って準備する。　12　余裕

☑13　血液の**じゅんかん**。　13　循環

☑14　窓から外を**なが**める。　14　眺

☑15　友だちと**ぐうぜん**出会った。　15　偶然

☑16　**ひつぜん**的にこういう結果になった。　16　必然

書きを覚える！①

目標時間 5分　合格点 27点　／33点

- ☐ 17　場所を**かくほ**する。　　17　確保
- ☐ 18　公共の場で**さわ**ぐのはマナー違反だ。　　18　騒
- ☐ 19　住民が**さんかく**する町づくり。　　19　参画
- ☐ 20　**おんじょう**のこもった祝いの言葉。　　20　温情
- ☐ 21　**じんそく**に対応する。　　21　迅速
- ☐ 22　**しんちょく**状況を報告する。　　22　進捗
- ☐ 23　**きじく**となる考え方。　　23　基軸
- ☐ 24　失敗を**けいき**に方向性を変える。　　24　契機
- ☐ 25　**けいき**が上向きになる。　　25　景気
- ☐ 26　**にゅうわ**な性格。　　26　柔和
- ☐ 27　旗を**ふ**る。　　27　振
- ☐ 28　後輩を**おうえん**する。　　28　応援
- ☐ 29　**けんこうしんだん**を受ける。　　29　健康診断
- ☐ 30　国民年金が**きゅうふ**される。　　30　給付
- ☐ 31　インフルエンザの**よぼうせっしゅ**を受ける。　　31　予防接種
- ☐ 32　正常分娩は**いりょうほけん**の対象にならない。　　32　医療保険
- ☐ 33　**しゅうろう**に起因する傷病。　　33　就労

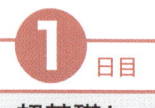 

一般教養

超基礎レベル編

●次の**下線部**の漢字の読みを**ひらがな**で書きなさい。

解答

☑1 ヒトは**恒温動物**だ。　　　　1 こうおんどうぶつ

☑2 大きな**欠伸**をする。　　　　2 あくび（けっしん）

☑3 思わず**嗚咽**が漏れた。　　　3 おえつ

☑4 急な坂を**喘**ぎながら登る。　4 あえ

☑5 勤務が**深更**におよぶ。　　　5 しんこう

☑6 古傷が**疼**く。　　　　　　　6 うず

☑7 患者を**隔離**する。　　　　　7 かくり

☑8 **病歴**を医師に話す。　　　　8 びょうれき

☑9 車に酔って**嘔吐**する。　　　9 おうと

☑10 歯並びを**矯正**する。　　　　10 きょうせい

☑11 心の**葛藤**と闘う。　　　　　11 かっとう

☑12 **非業**の死をとげる。　　　　12 ひごう

☑13 病院内にうわさが**流布**した。13 るふ

☑14 あれこれ**詮索**する。　　　　14 せんさく

☑15 ささやかな願望が**叶**う。　　15 かな

☑16 やる気を**育**む。　　　　　　16 はぐく

読みを覚える！②

目標時間 **3分** ／ 合格点 **30点** ／ 33点

☐ 17	常識を**逸脱**する。	17 いつだつ
☐ 18	画家の**回顧展**が開かれた。	18 かいこてん
☐ 19	**卑劣**な行為は許さない。	19 ひれつ
☐ 20	我慢が**肝要**だ。	20 かんよう
☐ 21	学問を**奨励**する。	21 しょうれい
☐ 22	同意を**拒**む。	22 こば
☐ 23	**抑揚**のない話し方をする。	23 よくよう
☐ 24	がん**撲滅**運動に協力した。	24 ぼくめつ
☐ 25	携帯電話の**弊害**が問題になる。	25 へいがい
☐ 26	**頑固**な性格に手を焼く。	26 がんこ
☐ 27	**椅子**に腰かける。	27 いす
☐ 28	仕事に**邁進**する。	28 まいしん
☐ 29	日本人は**判官**びいきが多い。	29 ほうがん（はんがん）
☐ 30	それでは**職権濫用**だ。	30 しょっけんらんよう
☐ 31	感染症で入院**措置**対象となる。	31 そち
☐ 32	**寡婦**福祉資金の貸し付けを受ける。	32 かふ →夫と死別、離婚し再婚していない女性
☐ 33	**罹患**率は一定期間内の新規発症者を数える。	33 りかん

1 一般教養

2 身体

3 病気

4 看護技術

5 国試キーワード

付 難読

11

1日目 超基礎レベル編 一般教養

● 次の**下線部**の**ひらがな**を**漢字**で書きなさい。

解答

☑ 1 **あめふり**の日を楽しむ。　　1 雨降

☑ 2 **ほこ**り高い人。　　2 誇

☑ 3 道路を**かくちょう**する。　　3 拡張

☑ 4 **おかん**が走る。　　4 悪寒

☑ 5 自然エネルギーが**ふきゅう**する。　　5 普及

☑ 6 **はつびょう**を予防する。　　6 発病

☑ 7 世界平和に**きよ**する。　　7 寄与

☑ 8 **しんせんみ**に欠ける　　8 新鮮味

☑ 9 力が**つ**きる。　　9 尽

☑ 10 **あやま**ちを繰り返さない。　　10 過

☑ 11 発電所が**かどう**する。　　11 稼働

☑ 12 **ごらく**施設が立ち並ぶ。　　12 娯楽

☑ 13 **だんわしつ**でお茶を飲む。　　13 談話室

☑ 14 要点を**きさい**する。　　14 記載

☑ 15 **しひょう**を掲げる。　　15 指標

☑ 16 **ひんけつ**を起こして倒れた。　　16 貧血

書きを覚える！②

目標時間 5分　合格点 21点　／26点

- [ ] 17 弁解の**よち**はない。　　　　17 余地
- [ ] 18 結果を**よそく**する。　　　　18 予測
- [ ] 19 新薬が**しょうにん**された。　19 承認
- [ ] 20 **こうれいしゃ**人口が増加する。　20 高齢者
- [ ] 21 **はったつしすう**で表す。　21 発達指数
- [ ] 22 目的地に**とうちゃく**する。　22 到着
- [ ] 23 **てきせい**な判断をする。　23 適正
- [ ] 24 障害者の**じりつ**を支援する。　24 自立
- [ ] 25 健康**じゅみょう**の延長が課題だ。　25 寿命
- [ ] 26 **せたい**構成人数は、減少してきている。　26 世帯

間違いやすい漢字はコレだ！

●次の例文のうち、漢字の使い方に**誤りがないもの**はどれか。

1 病状が開放に向かう。
2 料金を清算する。
3 心機一転でがんばる。
4 ハチに挿された。

解答　**3**

1 × 開放→快方
「快方」はよい方向に向かうこと。「開放」は開け放つこと。

2 × 清算→精算
「精算」は細かく計算すること。「清算」はきまりをつける。

3 ○

4 × 挿された→刺された
「刺す」は突き刺す、「挿す」は差し込むこと。

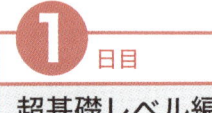 

一般教養

● 次の**下線部**の漢字の読みを**ひらがな**で書きなさい。

(解答)

☑1 **既往歴**を聞かれる。　　　　1 きおうれき

☑2 **存続**の危機にさらされる。　　2 そんぞく

☑3 **適宜**判断する。　　　　　3 てきぎ

☑4 **平衡**感覚が乱れる。　　　4 へいこう

☑5 **匿名**で投書する。　　　　5 とくめい

☑6 **辛辣**な意見を言う。　　　6 しんらつ

☑7 人を**敬**う。　　　　　　　7 うやま

☑8 ページを**繰**る手が止まる。　　8 く

☑9 **座右**の**銘**にする。　　　　9 ざゆう(の)めい

☑10 友人は**妻帯者**だ。　　　　10 さいたいしゃ

☑11 **素人**とは思えない腕前。　　11 しろうと

☑12 悪口を**吹聴**する。　　　　12 ふいちょう

☑13 表情が**険**しい人。　　　　13 けわ

☑14 おいしい料理を**堪能**する。　14 たんのう

☑15 **健気**に立ちふるまう。　　　15 けなげ

☑16 提案を**黙殺**された。　　　16 もくさつ

読みを覚える！③

目標時間 3分　合格点 30点　／33点

- ☐17 **余暇**を楽しむ。
- ☐18 相手の発言を**是認**する。
- ☐19 組織が**疲弊**していた。
- ☐20 彼は**頭脳明晰**だ。
- ☐21 内容を**把握**する。
- ☐22 勉強に**精進**する。
- ☐23 参考資料を**添付**する。
- ☐24 **暫定的**に導入する。
- ☐25 状況が**逼迫**していた。
- ☐26 **煩雑**な事務作業。
- ☐27 趣味の**範疇**を出ていない。
- ☐28 長所と短所は**表裏一体**だ。
- ☐29 静かに**終焉**を迎えた。
- ☐30 **困窮**を極める生活。
- ☐31 公衆衛生により**疾病予防**、健康増進などを図る。
- ☐32 子どもが**健**やかに育つ。
- ☐33 年金保険料の納付**猶予**を受ける。

17 よか
18 ぜにん
19 ひへい
20 ずのうめいせき
21 はあく
22 しょうじん
23 てんぷ
24 ざんていてき
25 ひっぱく
　→事態が差し迫ること
26 はんざつ
27 はんちゅう
28 ひょうりいったい
29 しゅうえん
30 こんきゅう
31 しっぺいよぼう
32 すこ
33 ゆうよ

1 一般教養
2 身体
3 病気
4 看護技術
5 国試キーワード
付 難読

15

1日目 超基礎レベル編 — 一般教養

●次の**下線部**の**ひらがな**を**漢字**で書きなさい。

解答

- ☑1 看護師の**てきせい**がある。　　　　　1 適性
- ☑2 **しょくよく**の秋。　　　　　　　　2 食欲
- ☑3 制度の改善を**ようきゅう**する。　　　3 要求
- ☑4 **きょうちゅう**穏やかでない。　　　　4 胸中
- ☑5 **しょうてん**が定まらない。　　　　　5 焦点
- ☑6 **せきにんてんか**をしない。　　　　　6 責任転嫁
- ☑7 **きょうぎ**の結果を報告する。　　　　7 協議
- ☑8 **たいぐう**のよい会社。　　　　　　　8 待遇
- ☑9 意見の**せいごうせい**を考える。　　　9 整合性
- ☑10 窓を開けて**かんき**する。　　　　　10 換気
- ☑11 **かんき**の声に包まれた。　　　　　11 歓喜
- ☑12 注意を**かんき**する。　　　　　　　12 喚起
- ☑13 車で**いどう**する。　　　　　　　　13 移動
- ☑14 **こうとう**で注意を受けた。　　　　14 口頭
- ☑15 死亡者の**いぞく**に年金が支払われる。　15 遺族
- ☑16 父の**かんれき**を祝う。　　　　　　16 還暦

書きを覚える！③

目標時間 5分　合格点 27点　／33点

- ☑17 **かんにんぶくろ**の緒が切れる。　　17 堪忍袋
- ☑18 **こうしん**に道を譲る。　　18 後進
- ☑19 **せんぱい**に質問をした。　　19 先輩
- ☑20 **ほじょ**的な立場の仕事。　　20 補助
- ☑21 **あんい**な考えで引き受けてしまった。　　21 安易
- ☑22 **じっせん**に役立つ。　　22 実践
- ☑23 政治的**しゅわん**を買われる。　　23 手腕
- ☑24 **げんえき**を続ける。　　24 現役
- ☑25 親の**しんじょう**を察する。　　25 心情
- ☑26 面接で生活**しんじょう**を聞かれる。　　26 信条
- ☑27 **ふけ**込むのはまだ早い。　　27 老
- ☑28 実力を**はっき**する。　　28 発揮
- ☑29 **けつえん**関係を聞く。　　29 血縁
- ☑30 業務を**かんすい**する。　　30 完遂 →最後までやり通すこと
- ☑31 生活**しゅうかん**を改善する。　　31 習慣
- ☑32 高齢者の**ゆうそしゃりつ**は約半数である。　　32 有訴者率
- ☑33 元気になって社会**ふっき**する。　　33 復帰

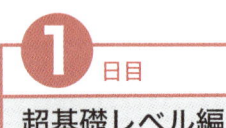 

1日目 超基礎レベル編 — 一般教養

●次の下線部の漢字の読みをひらがなで書きなさい。

解答

☑1 **威圧的**な態度を取る。 1 いあつてき

☑2 ひどい頭痛に**悩**まされる。 2 なや

☑3 **既存**の設備を使う。 3 きそん

☑4 さまざまな問題を**包含**している。 4 ほうがん

☑5 **誇大妄想**が生じる。 5 こだいもうそう

☑6 まぶたが**痙攣**する。 6 けいれん

☑7 赤沈が**亢進**する。 7 こうしん
→病勢などが高ぶり進むこと

☑8 ことのなりゆきを**危惧**する。 8 きぐ

☑9 **気遣**いが大切な仕事だ。 9 きづか

☑10 仕事を**斡旋**してもらった。 10 あっせん

☑11 兆候が**顕著**にあらわれる。 11 けんちょ

☑12 音楽が**癒**しになる。 12 いや

☑13 看護**概念**をまとめる。 13 がいねん

☑14 **警鐘**を鳴らす。 14 けいしょう

☑15 若者を**啓蒙**する。 15 けいもう

☑16 **懸念**を解消したい。 16 けねん

18

読みを覚える！④

目標時間 3分　合格点 30点　／33点

☐17	自分の**見解**を示す。	17　けんかい
☐18	社会に**貢献**する人になりたい。	18　こうけん
☐19	**著名**な学者の講演会に行く。	19　ちょめい
☐20	彼女の**裁量**に任せる。	20　さいりょう
☐21	書類には**件名**をきちんと書こう。	21　けんめい
☐22	**免許更新**の知らせが来た。	22　めんきょこうしん
☐23	アドバイスを**真摯**に受け止めた。	23　しんし
☐24	全国的に風邪が**流行**る。	24　はや
☐25	**紳士的**な態度をとる。	25　しんしてき
☐26	**一病息災**で長生きした。	26　いちびょうそくさい
☐27	**真心**で接する。	27　まごころ
☐28	**損傷**がはげしい。	28　そんしょう
☐29	**緊急**措置がとられた。	29　きんきゅう
☐30	**理不尽**なことをする。	30　りふじん
☐31	**紫外線**の影響を受ける。	31　しがいせん
☐32	地域と**連携**する。	32　れんけい
☐33	年金保険料は社会保険料**控除**の対象になる。	33　こうじょ

1 一般教養
2 身体
3 病気
4 看護技術
5 国試キーワード
付 難読

1日目 超基礎レベル編 一般教養

●次の**下線部**の**ひらがな**を**漢字**で書きなさい。

解答

1　川があふれて自宅が**かんすい**した。　　1　冠水

2　心が**いた**む。　　2　痛

3　**きぐ**の手入れをする。　　3　器具

4　感情の**よくせい**が利かない。　　4　抑制

5　**くつう**に顔がゆがむ。　　5　苦痛

6　この**びょうとう**は10階建てだ。　　6　病棟

7　**そがいかん**に悩まされる。　　7　疎外感

8　成長を**そがい**する病気。　　8　阻害

9　制服を**しんちょう**した。　　9　新調

10　**しんちょう**を期する。　　10　慎重

11　**けいそつ**な発言はしないこと。　　11　軽率

12　**げねつざい**が効く。　　12　解熱剤

13　**すいみん**を十分にとる。　　13　睡眠

14　気分が**こうよう**する。　　14　高揚（昂揚）

15　薬の**こうよう**を知る。　　15　効用

16　合格の**ほうこく**をする。　　16　報告

書きを覚える！④

目標時間 5分　合格点 20点　／25点

- ☑ 17 仲間との**きずな**を大切にする。　17 絆
- ☑ 18 インフルエンザが**もうい**を振るう。　18 猛威
- ☑ 19 **きょうい**の回復力。　19 驚異
- ☑ 20 つめを噛む**くせ**が治らない。　20 癖
- ☑ 21 **きょうどう**で作業する。　21 共同
- ☑ 22 **ぜんち**3カ月といわれた。　22 全治
- ☑ 23 ショートステイは**かいごふたん**の軽減が目的。　23 介護負担
- ☑ 24 **じじつこん**でもDV法は適用される。　24 事実婚
- ☑ 25 **ふとうこう**に関する相談をする。　25 不登校

ミニコラム ─ 看護漢字勉強のヒント

勉強がはかどる時間は？

「家に帰って夕食を食べてから勉強にとりかかる」という人は多いのではないでしょうか？　でも、夕食前、つまり**おなかが減っているときのほうが記憶にはいいのです**。

　脳の深部にある「海馬」という組織には「記憶を長期にわたって増強する」働きがありますが、この働きは空腹時のほうが活発になることが知られています。これは狩猟時代の人間が獲物や餌を必要とする空腹時に、獲物の場所や狩りの方法など、記憶を積極的に蓄積し、維持しようという働きが起こった名残だという説もあります。

　反対に満腹時に眠くなるのは、脳の活動が低下しているからです。脳がこのような状態のときは記憶には適しません。10～15分程度仮眠をとって脳を小休止させてから勉強にとりかかるといいでしょう。

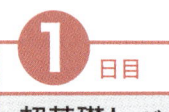 

一般教養

●次の**下線部**の**漢字の読み**を**ひらがな**で書きなさい。

解答

☐1 新聞に記事が**掲載**される。 1 けいさい

☐2 **傾聴**に値する意見。 2 けいちょう

☐3 **狭義**の解釈。 3 きょうぎ

☐4 **無味乾燥**な人生は過ごしたくない。 4 むみかんそう

☐5 **戦慄**が走る。 5 せんりつ

☐6 **感涙**にむせぶ。 6 かんるい

☐7 **虚偽**の報告をする。 7 きょぎ

☐8 内容をよく**吟味**する必要がある。 8 ぎんみ

☐9 **陳腐**な表現を避ける。 9 ちんぷ

☐10 **精緻**な考察を加える。 10 せいち

☐11 最新の技術を**駆使**する。 11 くし

☐12 **慌**てずに落ち着いて取り組む。 12 あわ

☐13 **遺憾**の意を表する。 13 いかん

☐14 ひとり暮らしは**独居**ともいう。 14 どっきょ

☐15 **一途**に思いつめる。 15 いちず

☐16 健全な精神を**培**う。 16 つちか

読みを覚える！⑤

目標時間 **3分** ／ 合格点 **30点** ／33点

- ☑17 **核心**に迫る質問をする。　　17 かくしん
- ☑18 大臣が**更迭**される。　　18 こうてつ
  →役職などについている人を代えること
- ☑19 **流暢**な英語を話す。　　19 りゅうちょう
- ☑20 **恣意的**な解釈をする。　　20 しいてき
  →自分勝手な
- ☑21 手早くできる方法を**会得**した。　　21 えとく
- ☑22 **律儀**な性格。　　22 りちぎ
- ☑23 **猜疑心**にさいなまれる。　　23 さいぎしん
- ☑24 **敏捷**な行動をとる。　　24 びんしょう
- ☑25 病状を知って**狼狽**した。　　25 ろうばい
- ☑26 **厭世**的な気分になる。　　26 えんせい
  →世の中をいやなものだと思うこと
- ☑27 権利を**放棄**する。　　27 ほうき
- ☑28 **従容**として死に就く。　　28 しょうよう
  →落ち着いた様子
- ☑29 内閣が**瓦解**する。　　29 がかい
- ☑30 辛い経験は自分の**糧**となる。　　30 かて
- ☑31 生活保護には8つの**扶助**がある。　　31 ふじょ
- ☑32 合計特殊**出生率**の動向は低い水準である。　　32 しゅっしょうりつ
- ☑33 差別や**偏見**など意識に関わるバリアの解消。　　33 へんけん

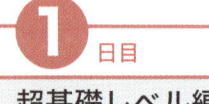 

1日目 超基礎レベル編 一般教養

●次の下線部のひらがなを漢字で書きなさい。

解答

☑1 **げり**が止まらない。　　　　　　　　　1 下痢

☑2 **しっとうい**に質問する。　　　　　　　2 執刀医

☑3 **こうねんき**障害に苦しむ。　　　　　　3 更年期

☑4 **ふくい**を測る。　　　　　　　　　　　4 腹囲

☑5 栄養価を**けいそく**する。　　　　　　　5 計測

☑6 **なっとく**できる説明が求められる。　　6 納得

☑7 **まんせい**の病気にかかる。　　　　　　7 慢性

☑8 **やわ**らかい食べ物。　　　　　　　　　8 軟

☑9 症状が**しず**まる。　　　　　　　　　　9 鎮

☑10 **はきもの**をそろえる。　　　　　　　10 履物

☑11 **ばくぜん**とした説明でわかりにくい。11 漠然

☑12 両者に**びみょう**な違いがある。　　　12 微妙

☑13 **あんもく**の了解。　　　　　　　　　13 暗黙

☑14 社会の**ちつじょ**を守る。　　　　　　14 秩序

☑15 人に**めいわく**をかけないように生きる。15 迷惑

☑16 **うぶぎ**を用意する。　　　　　　　　16 産着

24

書きを覚える！⑤

目標時間	合格点	
5分	27点	/33点

☑17 疲れが**ちくせき**していた。　　　　　17 蓄積

☑18 学歴を**へんちょう**する。　　　　　　18 偏重
　　　　　　　　　　　　　　　　　　　→ある一面だけ重んじること

☑19 身体に**へんちょう**をきたす。　　　　19 変調

☑20 森林の過剰な**ばっさい**は地球温暖化の一因。　20 伐採

☑21 **ごかい**がないようにくわしく説明する。　21 誤解

☑22 実力を**ため**すよい機会だった。　　　22 試

☑23 **こくめい**にメモをとる。　　　　　　23 克明

☑24 **すじょう**を明かした。　　　　　　　24 素性

☑25 **ひっし**で追いついた。　　　　　　　25 必死

☑26 家族を**けいゆ**して伝えた。　　　　　26 経由

☑27 新しいアイデアを**ていあん**した。　　27 提案

☑28 ゆっくり**ようじょう**する。　　　　　28 養生

☑29 **だいしきゅう**お願いします。　　　　29 大至急

☑30 準備に**よねん**がない。　　　　　　　30 余念

☑31 **ひっす**医療品の準備をする。　　　　31 必須

☑32 **きつえん**は肺がんの原因になる。　　32 喫煙

☑33 運動不足と過食で**ひまん**になる。　　33 肥満

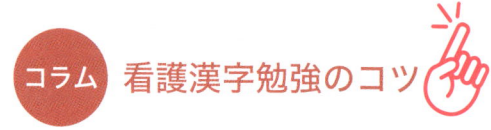

勉強を先延ばしするクセを退治するには？

集中モードに入るための儀式をつくろう

　勉強をやらなければならないのに、なかなかとりかかれないという経験はありませんか？　ここでは、気持ちを切り換えて勉強の集中モードに入りやすくするための工夫を紹介します。

　まずは「勉強がイヤだ」と思ってもとにかく机の前に座ってみましょう。その後に、机の拭き掃除をする、鉛筆を削るなどの簡単な作業をしてみます。このような簡単な「儀式」を行ってから勉強を始めて、自分に集中モードに入ることを意識づけていくのです。そうしてパターン化すれば、意欲がわかないときでも儀式を行うことで自然に勉強の集中モードに入っていくことができます。

儀式は自分に合ったものを探そう

　集中モードに入るための儀式は自分に合うものであれば何でもかまいません。しかし、整理整とんが苦手な人は、机の上を片づけるような儀式には向いていません。勉強を始める前にもう一つ壁を乗り越えなければならなくなってしまいます。また、きれい好きな人が掃除をするのも、簡単なはずの儀式そのものに時間がとられて肝心な勉強時間が減ってしまうことになりかねません。

　また、儀式は意味のない動作であってもOKです。たとえば、自分の太ももをリズムよく軽く叩くタッピングという動作で、身体に刺激を与えて集中状態をつくるといった方法もあります。自分が自然に、前向きな気持ちで簡単にできるようなことを儀式にするといいでしょう。

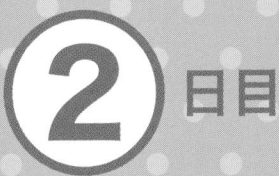

専門基礎用語編
身体に関わる必須漢字

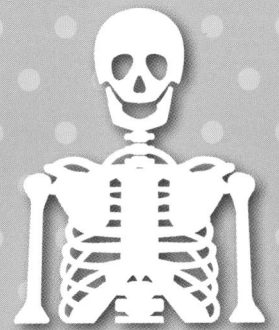

2日目では、うろ覚えや勘違いして覚えていることも多い身体の名称に関する漢字を出題します。とくに基本的な身体部位についてはイラストを使用して問題を作成していますので、身体部位の視覚的な基礎知識も身につけましょう。

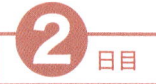

2日目 専門基礎用語編 身体に関わる必須漢字

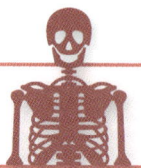

●次の下線部の漢字の読みをひらがなで書きなさい。

骨格

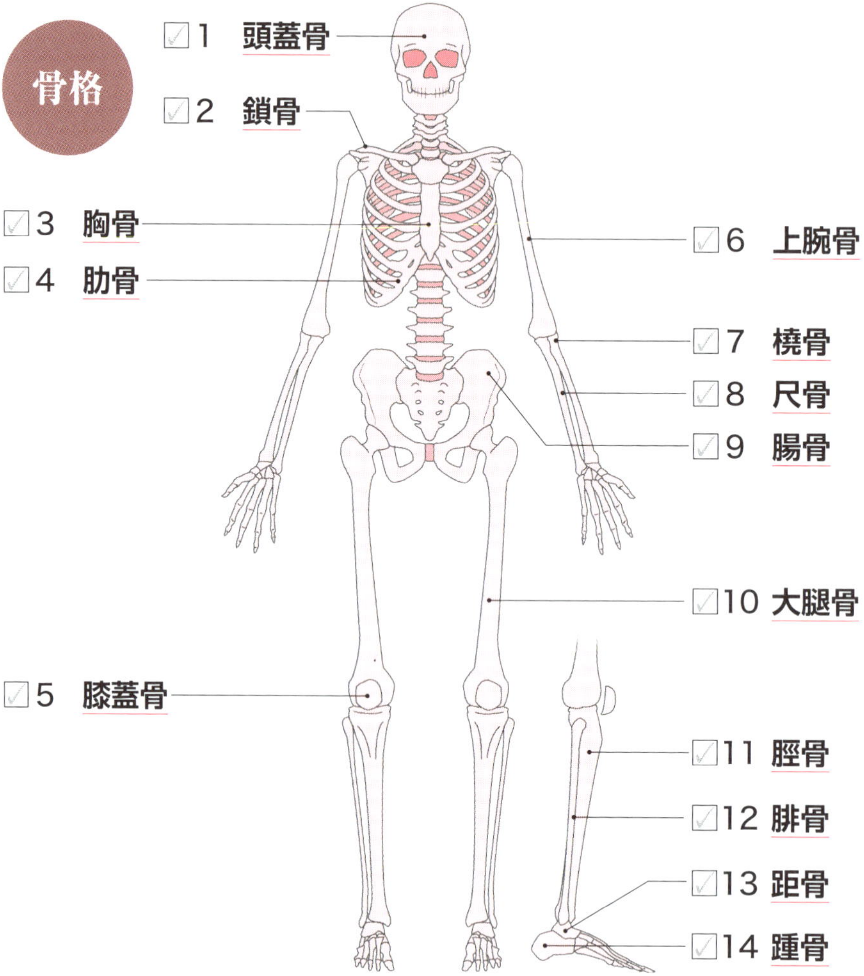

- ☑1 **頭蓋骨**
- ☑2 **鎖骨**
- ☑3 **胸骨**
- ☑4 **肋骨**
- ☑5 **膝蓋骨**
- ☑6 **上腕骨**
- ☑7 **橈骨**
- ☑8 **尺骨**
- ☑9 **腸骨**
- ☑10 **大腿骨**
- ☑11 **脛骨**
- ☑12 **腓骨**
- ☑13 **距骨**
- ☑14 **踵骨**

解答
1 とうがいこつ　2 さこつ　3 きょうこつ
4 ろっこつ　5 しつがいこつ　6 じょうわんこつ
7 とうこつ　8 しゃっこつ　9 ちょうこつ
10 だいたいこつ　11 けいこつ　12 ひこつ
13 きょこつ　14 しょうこつ

イラストで覚える！①

目標時間 5分　合格点 20点　／22点

関節

- ☑1 顎関節
- ☑2 肩関節
- ☑3 椎間関節
- ☑4 肘関節
- ☑5 手関節
- ☑6 股関節
- ☑7 膝関節
- ☑8 足関節

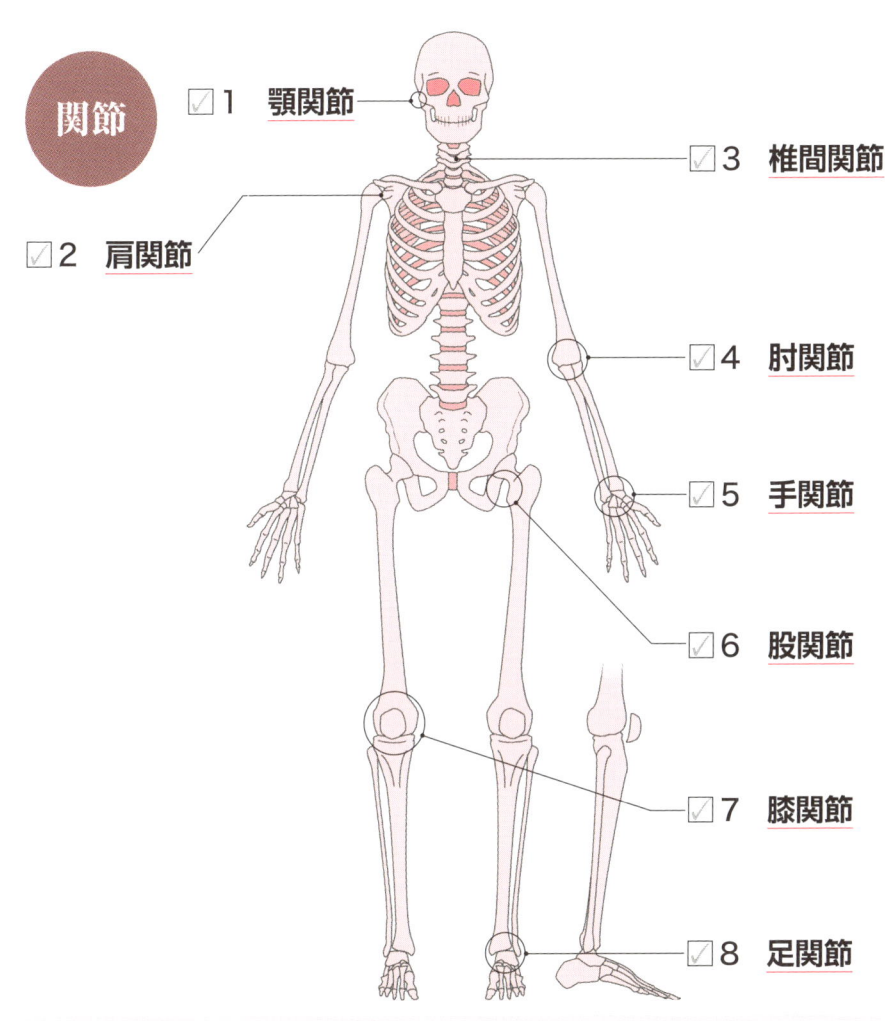

解答
1 がくかんせつ　　2 けんかんせつ　　3 ついかんかんせつ
4 ちゅうかんせつ　5 しゅかんせつ　　6 こかんせつ
7 しつかんせつ　　8 そくかんせつ

2日目 専門基礎用語編 — 身体に関わる必須漢字

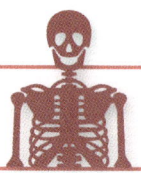

●次の下線部の漢字の読みをひらがなで書きなさい。

筋肉

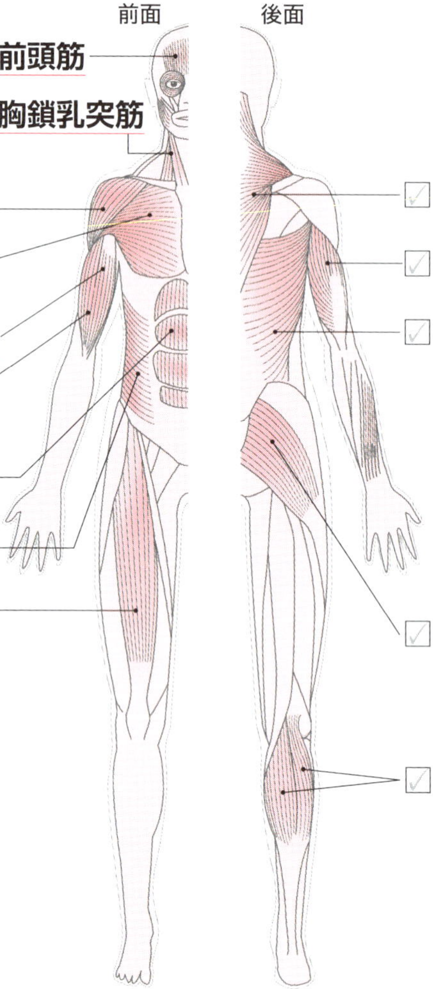

前面　後面

- ☑1 前頭筋
- ☑2 胸鎖乳突筋
- ☑3 三角筋
- ☑4 大胸筋
- ☑5 上腕二頭筋
- ☑6 上腕筋
- ☑7 腹直筋
- ☑8 外腹斜筋
- ☑9 大腿直筋
- ☑10 僧帽筋
- ☑11 上腕三頭筋
- ☑12 広背筋
- ☑13 大殿筋
- ☑14 腓腹筋

解答
1 ぜんとうきん　2 きょうさにゅうとつきん　3 さんかくきん
4 だいきょうきん　5 じょうわんにとうきん　6 じょうわんきん
7 ふくちょくきん　8 がいふくしゃきん　9 だいたいちょっきん
10 そうぼうきん　11 じょうわんさんとうきん　12 こうはいきん
13 だいでんきん　14 ひふくきん

イラストで覚える！②

目標時間 5分　合格点 23点　／25点

呼吸器

- ☑1 喉頭
- ☑2 声門
- ☑3 気管
- ☑4 右主気管支
- ☑5 横隔膜
- ☑6 咽頭
- ☑7 食道
- ☑8 肺尖部
- ☑9 胸膜腔
- ☑10 左主気管支
- ☑11 縦隔

右肺（うはい）　左肺（さはい）　肋骨（ろっこつ）

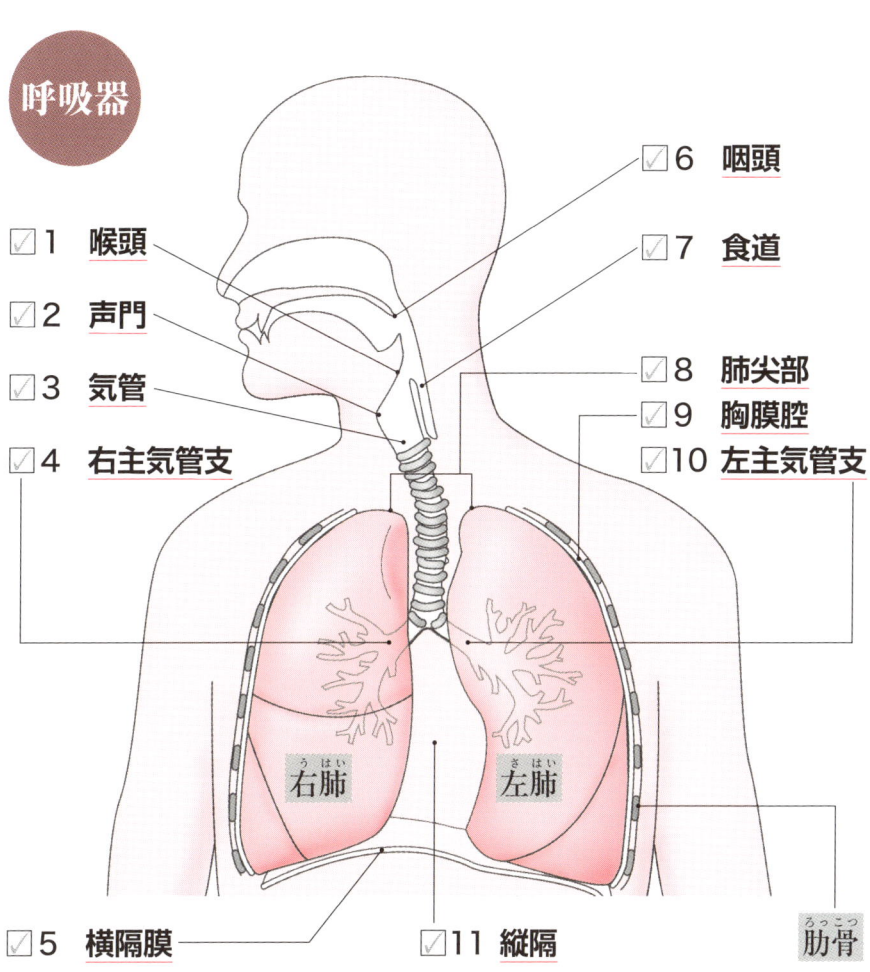

解答
1 こうとう　　2 せいもん　　3 きかん
4 うしゅきかんし　5 おうかくまく　6 いんとう
7 しょくどう　　8 はいせんぶ　9 きょうまくくう
10 さしゅきかんし　11 じゅうかく

2日目 専門基礎用語編 身体に関わる必須漢字

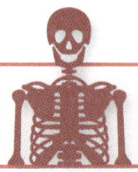

●次の下線部の漢字の読みをひらがなで書きなさい。

循環器（心臓）

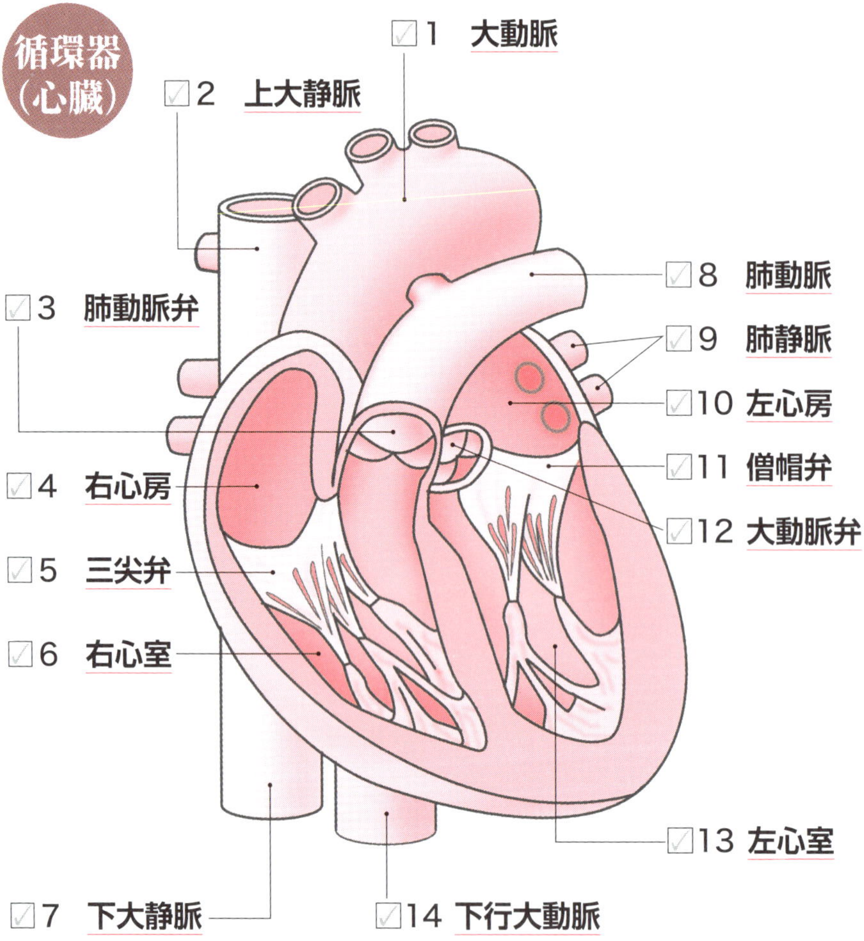

- ☑1 大動脈
- ☑2 上大静脈
- ☑3 肺動脈弁
- ☑4 右心房
- ☑5 三尖弁
- ☑6 右心室
- ☑7 下大静脈
- ☑8 肺動脈
- ☑9 肺静脈
- ☑10 左心房
- ☑11 僧帽弁
- ☑12 大動脈弁
- ☑13 左心室
- ☑14 下行大動脈

解答
1 だいどうみゃく　2 じょうだいじょうみゃく　3 はいどうみゃくべん
4 うしんぼう　5 さんせんべん　6 うしんしつ
7 かだいじょうみゃく　8 はいどうみゃく　9 はいじょうみゃく
10 さしんぼう　11 そうぼうべん　12 だいどうみゃくべん
13 さしんしつ　14 かこうだいどうみゃく

イラストで覚える！③

目標時間 **5分** / 合格点 **24点** / /27点

消化器

- ☑1 食道
- ☑2 肝臓
- ☑3 胆嚢
- ☑4 十二指腸
- ☑5 膵臓
- ☑6 上行結腸
- ☑7 腹膜垂
- ☑8 盲腸
- ☑9 虫垂
- ☑10 横行結腸
- ☑11 空腸
- ☑12 下行結腸
- ☑13 直腸

結腸ひも
大腸（だいちょう）
小腸（しょうちょう）
回腸（かいちょう）
S状結腸（エスじょう）

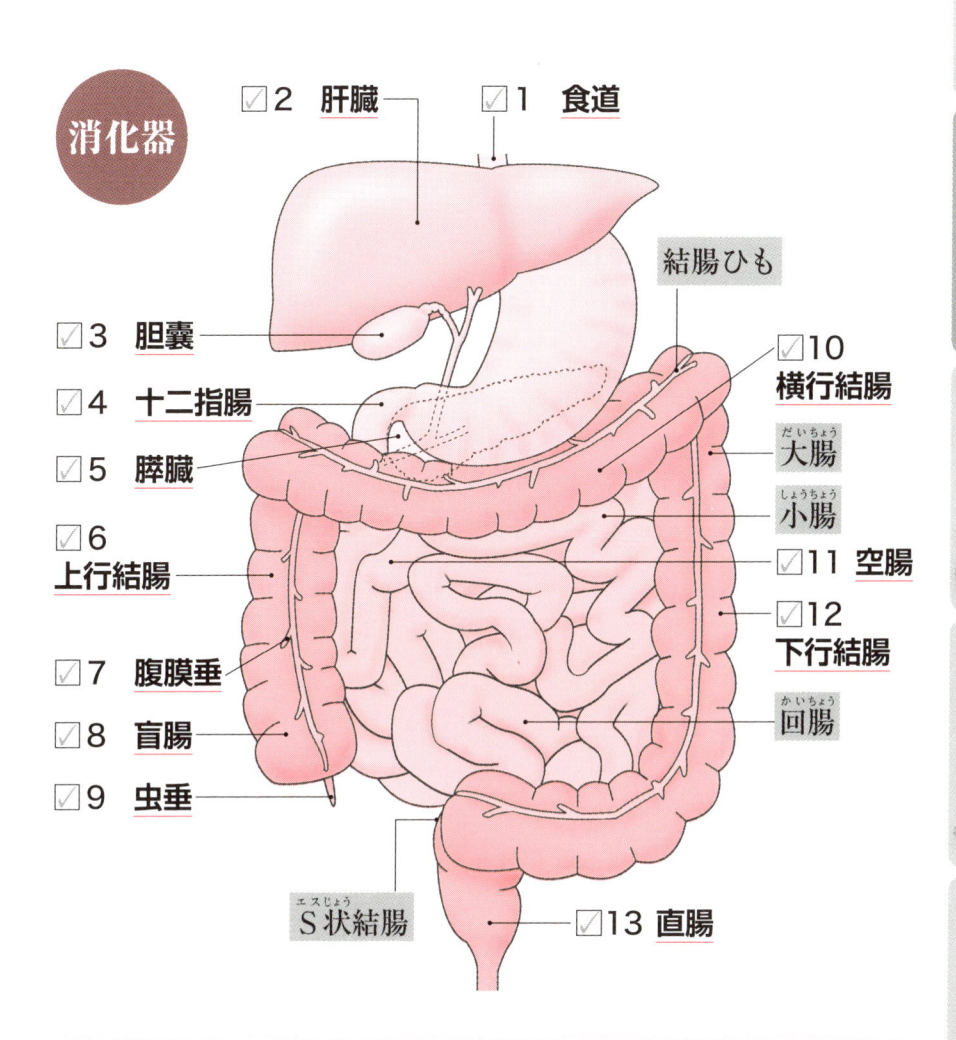

解答
1 しょくどう　　2 かんぞう　　3 たんのう
4 じゅうにしちょう　5 すいぞう　6 じょうこうけっちょう
7 ふくまくすい　8 もうちょう　9 ちゅうすい
10 おうこうけっちょう　11 くうちょう　12 かこうけっちょう
13 ちょくちょう

2日目 専門基礎用語編 — 身体に関わる必須漢字

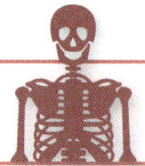

● 次の**下線部**の漢字の読みを**ひらがな**で書きなさい。

泌尿器

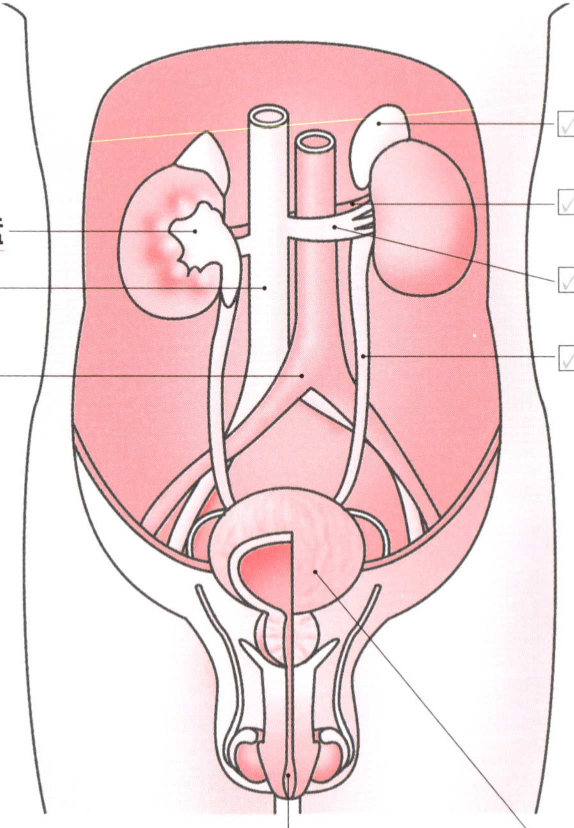

- ☑1 腎盂
- 下大静脈（かだいじょうみゃく）
- ☑2 腹大動脈
- ☑3 副腎
- ☑4 腎動脈
- ☑5 腎静脈
- ☑6 尿管
- ☑7 膀胱
- ☑8 尿道

解答
1 じんう　　2 ふくだいどうみゃく　　3 ふくじん
4 じんどうみゃく　　5 じんじょうみゃく　　6 にょうかん
7 ぼうこう　　8 にょうどう

イラストで覚える！④

目標時間 **5分** ／ 合格点 **20点** ／ ／22点

生殖器

- 膀胱
- 尿管
- ☑1 **精管**
- 陰茎（いんけい）
- ☑2 **精巣上体**
- 精巣（せいそう）
- ☑3 **精嚢**
- ☑4 **射精管**
- ☑5 **前立腺**
- ☑6 **尿道球腺**
- ☑7 **陰嚢**

- ☑8 **卵管**
- ☑9 **卵巣**
- 膀胱
- 尿道
- ☑10 **陰核**
- ☑11 **子宮**
- ☑12 **膣**
- ☑13 **大前庭腺**
- ☑14 **外陰部**

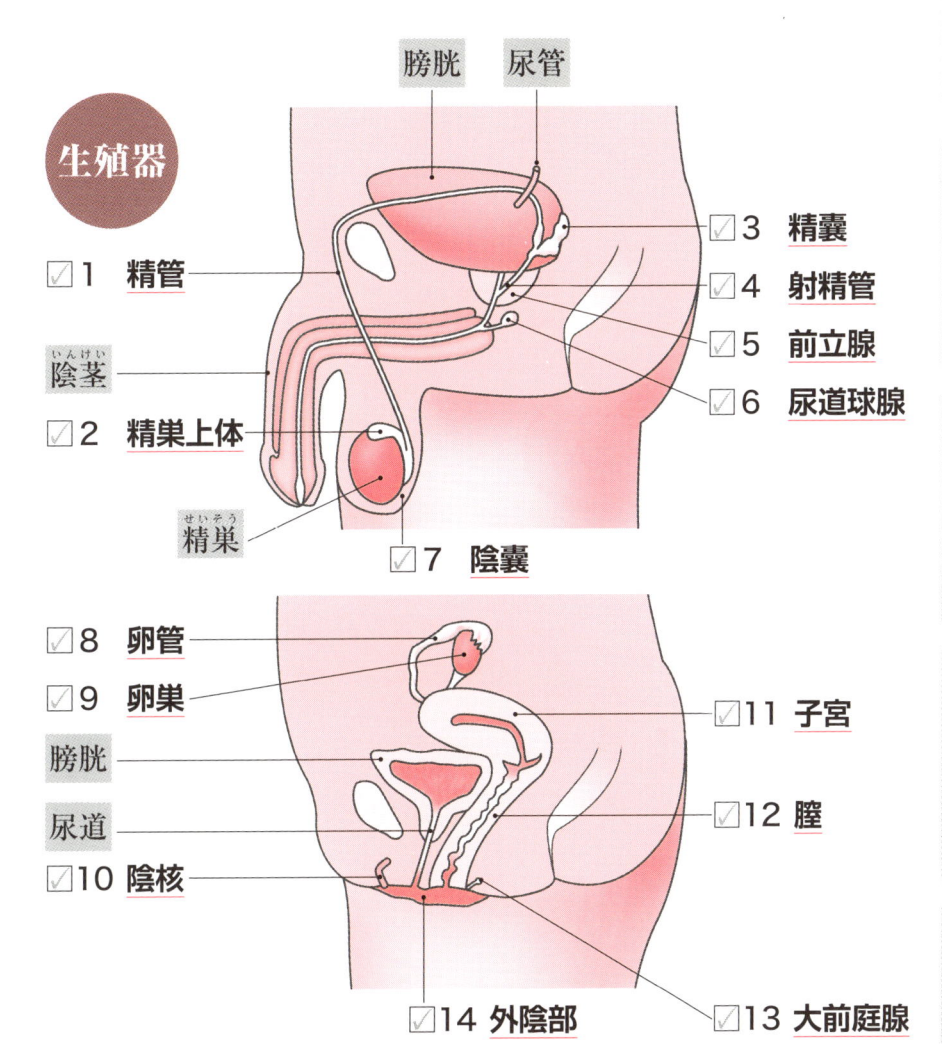

解答
1 せいかん　　2 せいそうじょうたい　　3 せいのう
4 しゃせいかん　　5 ぜんりつせん　　6 にょうどうきゅうせん
7 いんのう　　8 らんかん　　9 らんそう
10 いんかく　　11 しきゅう　　12 ちつ
13 だいぜんていせん　　14 がいいんぶ

2日目 専門基礎用語編 — 身体に関わる必須漢字

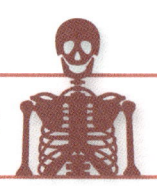

●次の**下線部**の漢字の読みを**ひらがな**で書きなさい。

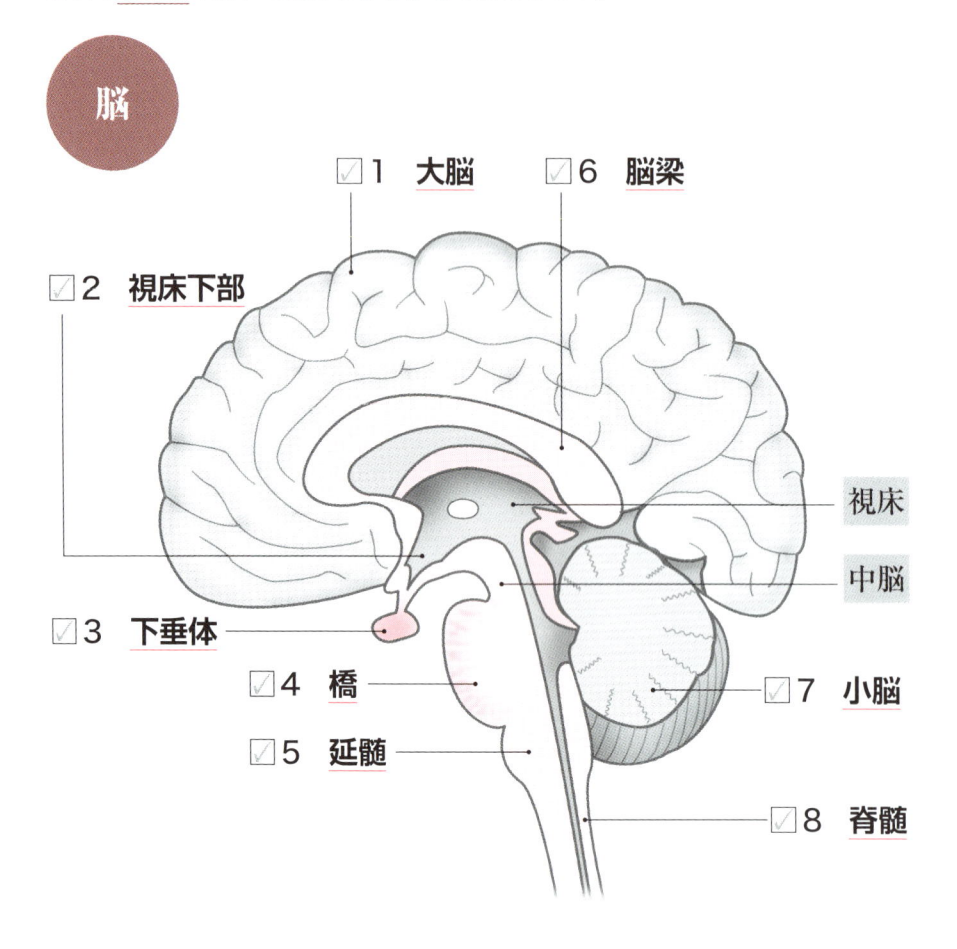

脳

- ☐1 **大脳**
- ☐2 **視床下部**
- ☐3 **下垂体**
- ☐4 **橋**
- ☐5 **延髄**
- ☐6 **脳梁**
- ☐7 **小脳**
- ☐8 **脊髄**

視床
中脳

解答
1 だいのう　　2 ししょうかぶ　　3 かすいたい
4 きょう　　　5 えんずい　　　　6 のうりょう
7 しょうのう　8 せきずい

36

イラストで覚える！⑤

目標時間 **5分** / 合格点 **14点** / /15点

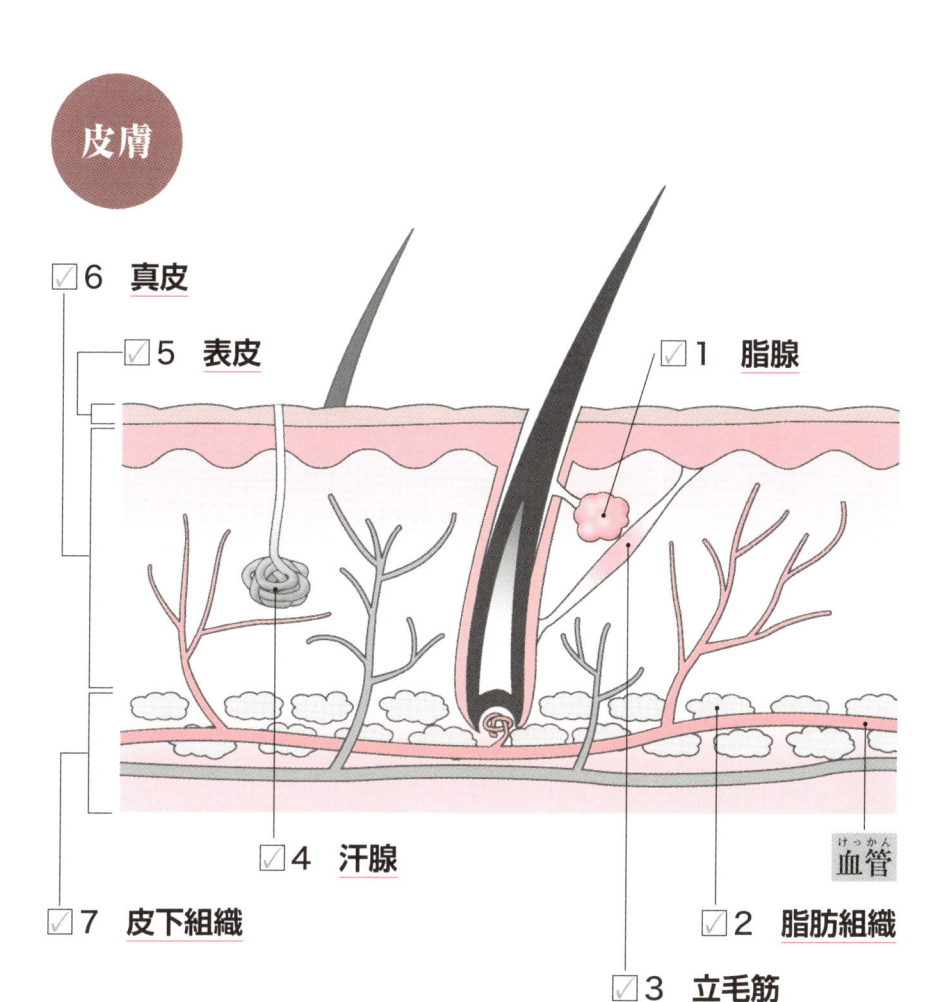

皮膚

- ☑6 <u>真皮</u>
- ☑5 <u>表皮</u>
- ☑1 <u>脂腺</u>
- ☑4 <u>汗腺</u>
- 血管（けっかん）
- ☑7 <u>皮下組織</u>
- ☑2 <u>脂肪組織</u>
- ☑3 <u>立毛筋</u>

解答
1 しせん　　2 しぼうそしき　　3 りつもうきん
4 かんせん　5 ひょうひ　　　　6 しんぴ
7 ひかそしき

2日目 専門基礎用語編　身体に関わる必須漢字

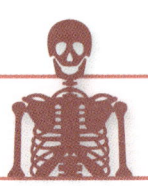

●次の下線部の漢字の読みをひらがなで書きなさい。

解答

1　心臓から血液が**拍出**される。　　　　　　　　1　はくしゅつ

2　**鼓膜**は外耳と中耳の境にある薄い膜だ。　　　2　こまく

3　**血小板**のはたらきは、止血だ。　　　　　　　3　けっしょうばん

4　**蝸牛**は内耳にある感覚器官である。　　　　　4　かぎゅう

5　心筋は**横紋筋**からできている。　　　　　　　5　おうもんきん

6　**膵臓**は後腹膜臓器である。　　　　　　　　　6　すいぞう

7　**耳小骨**は中耳腔にある小型の骨である。　　　7　じしょうこつ

8　**脊柱**は背骨と言い換えられる。　　　　　　　8　せきちゅう

9　**瞳孔散大**がみられた。　　　　　　　　　　　9　どうこうさんだい

10　ウイルスは**宿主**細胞を利用して増殖する。　　10　しゅくしゅ

11　**眼輪筋**は表情筋である。　　　　　　　　　　11　がんりんきん

12　鼻腔は**鼻中隔**で左右に隔てられている。　　　12　びちゅうかく

13　小腸の粘膜面には細かい突起の**絨毛**がある。　13　じゅうもう

14　**破骨**細胞は骨の吸収を行う。　　　　　　　　14　はこつ

15　**心嚢膜**は強靱だ。　　　　　　　　　　　　　15　しんのうまく

16　**味蕾**は味の刺激を味覚神経に伝える。　　　　16　みらい

読みを覚える！①

目標時間 **4分**　合格点 **30点**　／33点

- ☐ 17 **髄鞘**をもつ有髄神経は神経伝達が早い。　　17 ずいしょう
- ☐ 18 **頸髄**は脊髄の脳に近い部分にある。　　18 けいずい
- ☐ 19 **大腿二頭筋**は膝関節の屈曲に関わる。　　19 だいたいにとうきん
- ☐ 20 骨の伸長は**骨端軟骨**で行われる。　　20 こったんなんこつ
- ☐ 21 **上眼瞼挙筋**を支配するのは動眼神経である。　　21 じょうがんけんきょきん
- ☐ 22 体内時計の周期は脳の**視交叉上核**が担っている。　　22 しこうさじょうかく
- ☐ 23 インスリンは**膵島**β細胞から分泌される。　　23 すいとう
- ☐ 24 精子は**精嚢**で貯えられる。　　24 せいのう
- ☐ 25 **扁桃**は細菌やウイルスの侵入を防ぐ。　　25 へんとう
- ☐ 26 女性の尿道の出口は**膣前庭**にある。　　26 ちつぜんてい
- ☐ 27 男性の尿道口は**陰茎**の先端にある。　　27 いんけい
- ☐ 28 発汗は**不感蒸泄**に含まれない。　　28 ふかんじょうせつ
- ☐ 29 正中面に平行なすべての面を**矢状面**という。　　29 しじょうめん
- ☐ 30 **括約筋**は収縮して部位を締めるはたらきがある。　　30 かつやくきん
- ☐ 31 DNAの核酸の**塩基配列**が遺伝情報をあらわす。　　31 えんきはいれつ
- ☐ 32 血液中の**貪食細胞**は好中球などである。　　32 どんしょくさいぼう
- ☐ 33 **正中面**は正面から見て体の左右を等分にする面。　　33 せいちゅうめん

2日目 専門基礎用語編　身体に関わる必須漢字

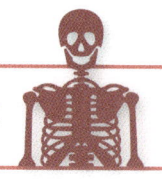

●次の下線部のひらがなを漢字で書きなさい。

(解答)

- ☑1 **こっかく**は身体を支える。　　1 骨格
- ☑2 **きんにく**は身体の動きを担う。　　2 筋肉
- ☑3 両足・両腕部分を**たいし**という。　　3 体肢
- ☑4 **いんとう**は気管の上にある気道の一部だ。　　4 咽頭
- ☑5 肝臓は最も大きな**ぞうき**だ。　　5 臓器
- ☑6 人体は生きた**さいぼう**の集合体である。　　6 細胞
- ☑7 股関節を**しんてん**させる筋肉は大殿筋である。　　7 伸展
- ☑8 手のひらのことを**しゅしょう**という。　　8 手掌
- ☑9 **じんぞう**はビタミンDを活性化する。　　9 腎臓
- ☑10 **らんそう**は、卵子をつくる器官である。　　10 卵巣
- ☑11 気管と気管支内腔は**ねんえき**で潤されている。　　11 粘液
- ☑12 嗅覚は、**びくう**の機能のひとつだ。　　12 鼻腔
- ☑13 **しにく**に炎症が起きる。　　13 歯肉
- ☑14 尿は**しょうすい**といわれることがある。　　14 小水
- ☑15 **しんせいじ**は、体重あたりの全水量が高い。　　15 新生児
- ☑16 **かくまく**移植をする。　　16 角膜

書きを覚える！①

- ☐17 **るいせん**は涙を分泌する器官である。　　17 涙腺
- ☐18 胸膜腔内には少量の**きょうすい**がある。　　18 胸水
- ☐19 **きょうせん**はリンパ節と似た構造をもつ。　　19 胸腺
- ☐20 核と細胞質の境には、**かくまく**がある。　　20 核膜
- ☐21 **せんしょくたい**異常が原因で起こる病気。　　21 染色体
- ☐22 足の甲は**そくはい**という。　　22 足背
- ☐23 **はいもんぶ**は気管支などが出入りする部分。　　23 肺門部
- ☐24 気管は胸腔内で左右の気管支に**ぶんき**する。　　24 分岐
- ☐25 脊柱は身体の**ちゅうじく**となる骨格の柱である。　　25 中軸
- ☐26 ホメオスタシスは**こうじょうせい**ともいわれる。　　26 恒常性
- ☐27 DNAは**いでんけいしつ**の本体である。　　27 遺伝形質
- ☐28 横隔膜は**こき**時に収縮する。　　28 呼気
- ☐29 乳歯は生後約6ヵ月で**ほうしゅつ**を始める。　　29 萌出
- ☐30 **こつきゅうしゅう**が促進する。　　30 骨吸収
- ☐31 プロラクチンは**にゅうじゅう**の分泌を促進する。　　31 乳汁
- ☐32 肝臓には**もんみゃく**により静脈血が送られる。　　32 門脈
- ☐33 生体内にある液体を総称して**たいえき**という。　　33 体液

41

2日目 専門基礎用語編 — 身体に関わる必須漢字

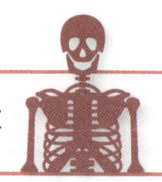

●次の下線部の漢字の読みをひらがなで書きなさい。

(解答)

☑1 精子の貯蔵・成熟を行うのは**精巣上体**である。 1 せいそうじょうたい

☑2 精子は精巣の**精細管**でつくられる。 2 せいさいかん

☑3 骨折の治癒の過程で**仮骨**が形成された。 3 かこつ

☑4 **脾臓**は胃の左側にある臓器である。 4 ひぞう

☑5 舌の表面には、**舌乳頭**という突起がみられる。 5 ぜつにゅうとう

☑6 血液は**血漿**と血球で構成される。 6 けっしょう

☑7 歯の主要な部分を占めるのは、**象牙質**だ。 7 ぞうげしつ

☑8 膀胱は**平滑筋**でできた袋状の器官である。 8 へいかつきん

☑9 **神経膠細胞**には再生力がある。 9 しんけいこうさいぼう

☑10 **錐体路**の大部分は延髄で交差する。 10 すいたいろ

☑11 **洞房結節**は心臓の一部分にある。 11 どうぼうけっせつ

☑12 視覚中枢は**後頭葉**に存在する。 12 こうとうよう

☑13 **前庭神経**は、平衡感覚を受け持っている。 13 ぜんていしんけい

☑14 滑車神経は目の**上斜筋**に分布する。 14 じょうしゃきん

☑15 **毛様体筋**の収縮は、副交感神経の興奮でおきる。 15 もうようたいきん

☑16 クレアチニンは**腎糸球体**でろ過される。 16 じんしきゅうたい

読みを覚える！②

目標時間 4分　合格点 30点　／33点

- ☐17 **僧帽弁**は、心臓の左心房と左心室の間にある。　17 そうぼうべん
- ☐18 **三尖弁**は心臓の右心房と右心室の間にある。　18 さんせんべん
- ☐19 **輻輳反射**は瞳孔が縮小する反射である。　19 ふくそうはんしゃ
- ☐20 肺でのガス交換は、**拡散**により行われる。　20 かくさん
- ☐21 **網膜**の錐体では、色彩を感じる。　21 もうまく
- ☐22 神経細胞には**軸索**がある。　22 じくさく
- ☐23 上下の唇で分かれた口の入り口を**口裂**という。　23 こうれつ
- ☐24 気道は、**浄化**作用を備えている。　24 じょうか
- ☐25 トルコ**鞍**は、頭蓋骨の部位の名前だ。　25 あん
- ☐26 食べ物は食道の**蠕動運動**により胃に運ばれる。　26 ぜんどううんどう
- ☐27 肺は左右一対の**半円錐形**の臓器だ。　27 はんえんすいけい
- ☐28 背骨の一番下には**尾骨**がある。　28 びこつ
- ☐29 鼻腔から咽頭までを**上気道**という。　29 じょうきどう
- ☐30 造血は骨の**骨髄**で行われる。　30 こつずい
- ☐31 リンパ管は最終的に**静脈角**に注ぐ。　31 じょうみゃくかく
- ☐32 静脈**還流**が増加する。　32 かんりゅう
- ☐33 白血球のはたらきは、**生体防御**である。　33 せいたいぼうぎょ

2日目 専門基礎用語編 身体に関わる必須漢字

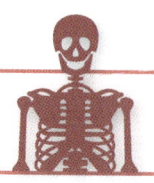

●次の**下線部**の**ひらがな**を**漢字**で書きなさい。

解答

☐ 1 咽頭は**はっせいき**の役割も持っている。　　　1 発声器

☐ 2 上腕三頭筋は**ひじ**を伸展させる筋肉だ。　　　2 肘

☐ 3 骨の成長を**そくしん**する。　　　3 促進

☐ 4 近くの物を見るとき、両眼球が**ないてん**する。　　　4 内転

☐ 5 呼吸筋は主に**きゅうき**に用いられる。　　　5 吸気

☐ 6 **ごいん**する場合、異物は右肺に入りやすい。　　　6 誤飲

☐ 7 レム睡眠は**かれい**とともに減少する。　　　7 加齢

☐ 8 胃酸は、**いていせん**の壁細胞から分泌される。　　　8 胃底腺

☐ 9 **こうじょうせん**ホルモンの分泌量が低下する。　　　9 甲状腺

☐ 10 プロラクチンは**にゅうせん**刺激ホルモンである。　　　10 乳腺

☐ 11 **たいばん**は子宮の内壁のところにできる。　　　11 胎盤

☐ 12 思春期には第二次**せいちょう**が出現する。　　　12 性徴

☐ 13 身体の中央を通る線を**せいちゅうせん**という。　　　13 正中線

☐ 14 陰茎は**かいめんたい**と呼ばれる組織でできている。　　　14 海綿体

☐ 15 膀胱は骨盤内の**ちこつ**の後ろ側に位置する。　　　15 恥骨

☐ 16 **しんきん**は再生能力がない。　　　16 心筋

書きを覚える！②

目標時間 5分　合格点 27点　／33点

- ☑17 **ふくくう**には腹部の臓器が収まっている。　17 腹腔
- ☑18 **もうさい**血管は細動脈と細静脈をつなぐ細い血管。　18 毛細
- ☑19 両手足を除く胴体部分を**たいかん**という。　19 体幹
- ☑20 **びくう**をふくらませる。　20 鼻腔
- ☑21 表情筋を支配するのは、**がんめんしんけい**である。　21 顔面神経
- ☑22 **けつまく**は、まぶたの裏側にある。　22 結膜
- ☑23 **はいかつりょう**は個体差が大きい。　23 肺活量
- ☑24 瞳孔の**たいこう**反射が起きる。　24 対光
- ☑25 **きゅうそく**時の肺胞内圧は陰圧である。　25 吸息
- ☑26 運動すると**しんぱくすう**が増加する。　26 心拍数
- ☑27 抗体が産生される免疫は、**えきせい**免疫である。　27 液性
- ☑28 **こつが**細胞は骨の形成を行う。　28 骨芽
- ☑29 シナプスはニューロンの**せつごうぶ**である。　29 接合部
- ☑30 **すいしょうたい**はレンズの役割をもっている。　30 水晶体
- ☑31 肺の底辺の部分は**はいていぶ**である。　31 肺底部
- ☑32 心拍動1回の全過程を**しんしゅうき**という。　32 心周期
- ☑33 **らんぽう**は卵巣内にある囊状の細胞の集まり。　33 卵胞

2日目 専門基礎用語編　身体に関わる必須漢字

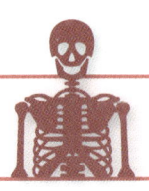

●次の下線部の漢字の読みをひらがなで書きなさい。

解答

1　白血球の中で最も多いのは、**好中球**である。　　1　こうちゅうきゅう

2　食べ物を**咀嚼**する。　　2　そしゃく

3　**嚥下**が困難になる。　　3　えんげ

4　まぶたのことを**眼瞼**という。　　4　がんけん

5　眼球の内腔は**硝子体**で満たされている。　　5　しょうしたい

6　**有糸**分裂は通常の細胞分裂方法だ。　　6　ゆうし

7　精子は**精巣**でつくられる。　　7　せいそう

8　眼球は**眼窩**に収まっている。　　8　がんか

9　**紡錘**は筋細胞などでみられる形状だ。　　9　ぼうすい

10　鼻腔内の粘膜には**嗅**細胞がある。　　10　きゅう

11　**視床**は間脳の一部だ。　　11　ししょう

12　**鼠径部**は下腹部のうち足に接する部分をいう。　　12　そけいぶ

13　肺の上端の部分は**肺尖**という。　　13　はいせん

14　腎臓の内層を**腎髄質**という。　　14　じんずいしつ

15　舌の先端部分は、**舌尖**という。　　15　ぜっせん

16　**三叉神経**は神経の中で最も大きい。　　16　さんさしんけい

読みを覚える！③

目標時間 **4分** / 合格点 **30点** / 33点

- [ ] 17 **吻合**は血管や神経などが連絡枝でつながること。　17 ふんごう
- [ ] 18 睡眠時呼吸は、**不随意**運動である。　18 ふずいい
- [ ] 19 気管から**末梢部**を下気道という。　19 まっしょうぶ
- [ ] 20 心房の興奮は**洞結節**から始まる。　20 どうけっせつ
- [ ] 21 **卵管采**は卵管の卵巣に近い側の端の部分にある。　21 らんかんさい
- [ ] 22 **前下行枝**は左冠状動脈から分かれる。　22 ぜんかこうし
- [ ] 23 **腸腰筋**は骨盤内部から大腿部につながる。　23 ちょうようきん
- [ ] 24 **踵骨腱**はアキレス腱ともいう。　24 しょうこつけん
- [ ] 25 **眼房水**は水晶体や角膜の栄養補給の役割をする。　25 がんぼうすい
- [ ] 26 腎臓は**酸塩基平衡**の調節を行っている。　26 さんえんきへいこう
- [ ] 27 **広頸筋**は頸部の最も外側にある。　27 こうけいきん
- [ ] 28 胸部の前側の大部分を占める筋は**大胸筋**だ。　28 だいきょうきん
- [ ] 29 間脳視床下部には、**渇中枢**などがある。　29 かっちゅうすう
- [ ] 30 肝臓は**肝鎌状間膜**により分かれている。　30 かんかまじょうかんまく
- [ ] 31 **毛嚢**は毛根を包んで保護している組織だ。　31 もうのう
- [ ] 32 **前立腺**は加齢にしたがって肥大することがある。　32 ぜんりつせん
- [ ] 33 **耳介**は耳の側頭部に露出している部分をいう。　33 じかい

2日目 専門基礎用語編 — 身体に関わる必須漢字

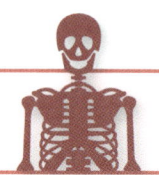

● 次の**下線部**の**ひらがな**を**漢字**で書きなさい。

解答

1. 生体内で行われる化学反応を**たいしゃ**という。　　1　代謝
2. **へいこう**保持は小脳の機能のひとつである。　　2　平衡
3. **かんじょう**動脈は心臓の栄養血管である。　　3　冠状
4. リンパ球の**こうげき**を受ける。　　4　攻撃
5. 肺活量と**ざんきりょう**を足したものが肺気量だ。　　5　残気量
6. **ちゅうすい**は盲腸につながる器官だ。　　6　虫垂
7. **ふくじんひしつ**ホルモンは気管支を拡張する。　　7　副腎皮質
8. 耳たぶのことを**じすい**という。　　8　耳垂
9. 舌の付け根の部分を**ぜっこん**という。　　9　舌根
10. 鼻は**きゅうかく**を担う感覚器である。　　10　嗅覚
11. **こうもん**は消化器官の末端にある。　　11　肛門
12. **たんじゅうさん**は脂肪の消化を促進する。　　12　胆汁酸
13. 中枢化学受容器は**えんずい**にある。　　13　延髄
14. **こつみつど**は骨の強度を表す指標のひとつ。　　14　骨密度
15. 妊娠時には**ようすい**が羊膜内を満たす。　　15　羊水
16. 口の内部空間を**こうくう**という。　　16　口腔

書きを覚える！③

- 17 **ゆうもん**は腸へつながる胃の出口部分にある。　17 幽門
- 18 **こかんせつ**は下肢と骨盤をつないでいる。　18 股関節
- 19 **ひざ**の関節を負傷した。　19 膝
- 20 **こうさい**は光の量を調節する。　20 虹彩
- 21 **ろっかんきん**は肋骨の間の筋肉だ。　21 肋間筋
- 22 受精卵は子宮内膜に**ちゃくしょう**する。　22 着床
- 23 **こっかくきん**の収縮は静脈の血流を助けている。　23 骨格筋
- 24 **らんかん**で受精が起こる。　24 卵管
- 25 男女の**せいしょく**器管について覚えておこう。　25 生殖
- 26 皮膚の表面は、**じゃくさんせい**である。　26 弱酸性
- 27 アンモニアは体内の有害な**ろうはいぶつ**である。　27 老廃物
- 28 子宮は**ちつ**につながっている。　28 膣
- 29 心臓は収縮と**しかん**を繰り返している。　29 弛緩
- 30 血液の**しんとうあつ**が上昇する。　30 浸透圧
- 31 口腔内には**だえきせん**がある。　31 唾液腺
- 32 **ししんけいにゅうとう**には視細胞がない。　32 視神経乳頭
- 33 **しんかくさいぼう**は、細胞膜に囲まれている。　33 真核細胞

コラム 看護漢字勉強のコツ

復習を行うのはいつがベスト？

復習のタイミングを知ろう

　勉強してせっかく覚えた漢字も時間が経てば忘れてしまうことがあります。そこで必要になるのがタイミングのよい復習です。自分の記憶力の限界と復習のタイミングを知っていれば、効率のよい学習につながります。

時間をおいた復習を繰り返すことが大切

　まずどのくらいの期間で忘れるのか、もう一度覚えるタイミングはいつなのかを知ることが大切です。

　暗記して単語を覚える勉強をした場合、だいたい4時間もするとその半分以上を忘れてしまいます。しかし、一度忘れた後にもう一度覚え直すと、再び4時間が経過した後でも覚えていられる単語の数が多い、ということがエビングハウスの忘却曲線という記憶と忘却に関する研究結果で示されています。

　この研究結果から、復習のタイミングは学習した翌日に1回目の復習、1週間後に2回目、その復習から2週間後に3回目、さらに3回目の復習から1カ月後というように徐々に合間を広くとって、繰り返すことがよいといわれています。あえて時間をおきながら、繰り返し復習することでその効果が向上するのです。

　こうして復習を繰り返し行うことで記憶を定着させる効果が現れますし、その間に他の勉強を進めることもできます。

3日目

専門基礎用語編

病気に関わる必須漢字

　3日目では、病気に関する漢字を長文の例文で出題します。国家試験で取りあげられることの多い病名をとりあげ、病名ごとに例文をまとめているので、それぞれの疾病に関する基礎知識も身につけましょう。

3日目 専門基礎用語編 病気に関わる必須漢字

●次の下線部の漢字の読みをひらがなで書きなさい。

肺炎

　肺炎は、体力や**a 抵抗力**の低下によって、身体の**b 防御機能**のはたらきよりも**c 病原微生物**の感染力のほうが強くなることが原因で生じる。

　肺炎は病原微生物の種類や炎症が起きている部位、発症した環境により分類される。

　病原微生物の種類により、**d 細菌**が原因の細菌性肺炎と、細菌以外の病原微生物が原因の非定型肺炎に分類される。また炎症が起きている部位により、**e 細胞性**肺炎と**f 間質性**肺炎に分類される。さらに発症した場所により、**g 市中**肺炎と院内肺炎に分けられるが、医療ケアや介護を受けている患者が発症する医療・介護関連肺炎は両者の中間的な肺炎だ。院内肺炎は基礎疾患を持つ患者に発症する。**h 易感染状態**にあることが発症の原因となる。

解答

a ていこうりょく　　b ぼうぎょきのう　　c びょうげんびせいぶつ
d さいきん　　　　　e さいぼうせい　　　f かんしつせい
g しちゅう　　　　　h いかんせんじょうたい

読みを覚える！①

目標時間 **4分** ／ 合格点 **14点** ／ 16点

膀胱炎

　a膀胱炎は、病因によって細菌性と非細菌性に分けられるが、大部分は大腸菌などのグラム**b陰性桿菌**が尿道から侵入し、膀胱に炎症を起こさせる細菌感染で起こる。

　排尿時痛や、頻繁に尿意を催す**c頻尿**、残尿感などが主な症状で、尿の**d混濁**や血尿がみられることもある。発熱が伴う場合は、**e腎盂腎炎**が疑われる。

　膀胱炎は、**f臨床経過**によって急性と慢性に分けられるが、ほとんどは急性膀胱炎で、女性に多くみられる。**g排尿**をがまんしたり、冷えや疲労、ストレスなどがきっかけになることが多い。非細菌性膀胱炎には、激しい頻尿や膀胱の痛みの症状が出る**h難治性**の間質性膀胱炎や、放射線性膀胱炎などがある。

解答

- a ぼうこうえん
- b いんせいかんきん
- c ひんにょう
- d こんだく
- e じんうじんえん
- f りんしょうけいか
- g はいにょう
- h なんじせい（なんちせい）

病気に関わる必須漢字

3日目　専門基礎用語編

●次の下線部のひらがなを漢字で書きなさい。

糖尿病

　糖尿病の病態の特徴は、主にインスリン分泌の不足によって発症する糖質、脂質、タンパク質代謝異常で、高血糖の状態が慢性的に続く。

　２型糖尿病は、遺伝的素因のほかに、過食、**aへんしょく**、運動不足、ストレスなど生活習慣の関係していることが多く、無症状のまま発症する。血糖の上昇が著しいと**bこうかつ**、**cたいん**、**dたにょう**、体重減少などもみられる。

　糖尿病の合併症には、急性合併症と慢性合併症がある。急性合併症の代表的なものは糖尿病**eこんすい**である。慢性の糖尿病の三大合併症（トリオパチー）には、糖尿病性**fもうまくしょう**、糖尿病性**gじんしょう**、糖尿病性**hしんけいしょうがい**がある。

解答

a 偏食　　b 口渇　　c 多飲

d 多尿　　e 昏睡　　f 網膜症

g 腎症　　h 神経障害

書きを覚える！①

高血圧

　a しゅうしゅくき血圧130−139mmHg、または**b かくちょうき**血圧85−89mmHgを正常高値血圧（**c きょうかいいき**高血圧）という。それ以上は高血圧という。

　高血圧症は、日本で通院者率が最も高い原因疾病である。高血圧症の90％は原因がはっきりしない**d ほんたいせい**高血圧症である。原因疾患が明らかな高血圧症は二次性高血圧症といい、その多くは腎性高血圧で、**e じんじっしつせい**高血圧と腎血管性高血圧がある。

　血圧が高いと、脳卒中や動脈硬化、腎障害などさまざまな合併症が起こりやすくなる。**f げんえん**や**g てきせいたいじゅう**の維持などに注意した食事療法や、カルシウム**h きっこうやく**やアンジオテンシン変換酵素阻害薬などを用いる薬物療法で治療する。

解答

- a 収縮期
- b 拡張期
- c 境界域
- d 本態性
- e 腎実質性
- f 減塩
- g 適正体重
- h 拮抗薬

3日目 専門基礎用語編 病気に関わる必須漢字

●次の下線部の漢字の読みをひらがなで書きなさい。

狭心症

狭心症は、心筋虚血によって**a胸痛**や胸部圧迫感、不快感などの症状を起こす病気である。

b冠動脈硬化による**c内腔**の狭小化が、血流を妨げることが原因となって生じる労作性心筋症と、**d冠攣縮**によって生じる安静時狭心症がある。労作時にも軽安静時にも発作が生じる不安定狭心症もある。

痛みは胸骨後部に出ることが多いが、肩や左腕、**e顎**などにも**f放散**する。痛みは数分間でおさまることも特徴である。

狭心症の発作時にはニトログリセリンを**g舌下**投与する。副作用防止のため舌下投与は**h臥位**で行う。

解答

a きょうつう　　b かんどうみゃくこうか　　c ないくう
d かんれんしゅく　e あご　　f ほうさん
g ぜっか　　h がい

読みを覚える！②

目標時間 **4分**　合格点 **14点**　/16点

頭痛

　慢性頭痛には**a 片頭痛**、緊張型頭痛、**b 群発**頭痛の3つがある。片頭痛は女性に多く、脈拍に合わせてズキンズキンと痛む**c 拍動性**の頭痛で、吐き気を伴う。片頭痛が起こる**d 前兆**として、**e 閃輝暗転**があらわれることがある。

　緊張型頭痛は日本人に最も多く、ストレスが原因で起こることが多い。ジワジワ締め付けられるような圧迫感を伴う痛みが続く。**f 筋収縮性**の頭痛である。

　群発頭痛は男性に多く、片側の目の奥や周囲に激しい痛みが生じる。目の充血や**g 流涙**を伴う。大部分の頭痛は、**h 三叉神経**を介して大脳に伝えられる。

解答

- a へんずつう
- b ぐんぱつ
- c はくどうせい
- d ぜんちょう
- e せんきあんてん
- f きんしゅうしゅくせい
- g りゅうるい
- h さんさしんけい

3日目 専門基礎用語編　病気に関わる必須漢字

●次の下線部のひらがなを漢字で書きなさい。

不整脈

　a しんぱくのリズムが乱れる不整脈は、心筋梗塞やb でんかいしつ異常などにより心臓の刺激c でんどう系に異常が起こって出現するもののほか、原因が特定できないものも多い。

　脈拍が遅くなるd じょみゃくせい不整脈には、e どうふぜん症候群と房室ブロックがある。めまいやf しっしん、心不全の所見が認められるときは、ペースメーカー治療が必要となる。脈拍が速くなる頻脈性不整脈には、発作性上室性頻拍、心室頻拍、心房細動、g しんしつさいどうなどがある。

　脈拍のリズムが乱れる心房細動は80歳以上の約1割に出現する。しんしつさいどうは死につながる危険な不整脈で、ただちにh しんぱいそせいや電気ショックが必要である。

解答

a 心拍　　　　b 電解質　　　c 伝導
d 徐脈性　　　e 洞不全　　　f 失神
g 心室細動　　h 心肺蘇生

書きを覚える！②

目標時間 6分　合格点 12点　／16点

統合失調症

青年期に発症することが多い精神疾患で、**aしこう**障害、**bちかく**障害、感情障害、意欲障害、**cじがいしき**障害など多くの精神機能の障害が出現する。

統合失調症の病型には、**dはか**型、緊張型、**eもうそう**型がある。平均発病年齢は、妄想型が最も高く30歳以降、緊張型は20歳代、**はか**型は20歳前後である。

統合失調症の症状は、陽性症状と陰性症状に分けられる。陽性症状には、幻覚や**もうそう**、**fこうふん**や独語などがあり、陰性症状には感情**gどんま**、**hそつうせい**障害、自発性の低下などがふくまれる。急性期には陽性症状が、慢性期には陰性症状が顕著にあらわれる。

解答

a 思考　　b 知覚　　c 自我意識
d 破瓜　　e 妄想　　f 興奮
g 鈍麻　　h 疎通性

59

3日目 病気に関わる必須漢字
専門基礎用語編

●次の**下線部**の**漢字の読み**を**ひらがな**で書きなさい。

胆石症

　a胆嚢や総胆管、肝臓などで、**b胆汁**が固まってできた**c結石**のことを胆石という。結石の成分によって、コレステロール結石、ビリルビンカルシウム結石、混合石などに分けられるが、日本人の胆石の大部分は胆嚢にできるコレステロール結石である。

　胆石があっても小さなうちは無症状のことが多く、ある程度の大きさになって炎症や細菌感染を起こすと、**d疝痛**発作が生じる。疝痛発作は、**e右季肋部**から**f心窩部**にかけて起こり、脂肪性食品を食べたあとや**g過労**後に起こりやすい。

　胆管炎を合併することが多く、感染を起こし胆管が閉塞すると**h黄疸**、嘔吐、発熱などの症状も加わり、命に関わる状態になることもあるので注意が必要である。

解答

a たんのう　　　b たんじゅう　　　c けっせき
d せんつう　　　e みぎきろくぶ　　f しんかぶ
g かろう　　　　h おうだん

読みを覚える！③

目標時間 4分　**合格点** 14点　／16点

貧　血

　血液中の**a 赤血球**に含まれるヘモグロビン**b 濃度**が、**c 基準値**を下回った状態を貧血という。成人男性で13 g/dl以下、成人女性で12 g/dl以下になった場合、貧血と診断される。全身**d 倦怠感**や、**e 動悸**、息切れを感じるようになり、顔色不良や、頭痛、めまいなどの症状がおこる。

　貧血は、赤血球数、ヘモグロビン濃度、ヘマトクリット値をもとにした赤血球指数により、小球性低色素性貧血、正球性正色素性貧血、大球性正色素性貧血に分類される。

　最も一般的な**f 鉄欠乏性**貧血は小球性低色素性貧血で、**g 匙**状爪や口角炎、嚥下困難、舌乳頭の萎縮による**h 舌痛**などの症状が起こる。

解答

a せっけっきゅう　　b のうど　　　　c きじゅんち
d けんたいかん　　　e どうき　　　　f てつけつぼうせい
g さじ　　　　　　　h ぜっつう

3日目 専門基礎用語編
病気に関わる必須漢字

●次の下線部のひらがなを漢字で書きなさい。

子宮頸がん

　子宮頸部の**aへんぺい**上皮と**bえんちゅう**上皮の境界に存在する予備細胞から発生する。約7割が**へんぺい**上皮がんで、ほかに**cせん**がん、腺**へんぺい**上皮がんなどがある。ヒトパピローマウイルス（HPV）の感染が**dかんよ**する、ウイルスがんと考えられている。

　子宮頸がんは、女性**eせいしょくき**がんのなかで約半分を占める。**fこうはつねんれい**は30〜50歳代であるが、60歳代に進行がんが多い。

　がん発生初期には無症状なので、定期的な検診が望まれる。原発病巣では、不正出血や**gたいげ**などの症状がみられる。コルポスコピーによる細胞診、頸管内膜の**hさっか**細胞診で診断が確定される。治療法は手術療法、放射線療法、化学療法が行われる。

解答

a 扁平　　　b 円柱　　　c 腺
d 関与　　　e 生殖器　　f 好発年齢
g 帯下　　　h 擦過

書きを覚える！③

目標時間 6分　合格点 12点　/16点

脳腫瘍

　脳腫瘍は、**a とうがいこつ**内部に発生する腫瘍の総称である。脳、**b ずいまく**、脳神経、**c かすいたい**、血管などの脳組織から発生するものを原発性脳腫瘍という。ほかの臓器のがんの脳転移によるものを、転移性脳腫瘍という。

　原発性脳腫瘍のなかでは**ずいまく**腫や**d しんけいこうしゅ**が多く出現するが、小児の場合は星状細胞腫が多い。

　脳腫瘍ができることによって頭蓋内圧亢進症状になり、頭痛、吐き気、嘔吐、**e けいみん**などがおこる。視力障害や**f しや**障害、ものが二重に見える**g ふくし**、**h しつご**、痙攣や手足の運動麻痺、顔面神経麻痺などがみられることもある。

解答

a 頭蓋骨　　　b 髄膜　　　c 下垂体
d 神経膠腫　　e 傾眠　　　f 視野
g 複視　　　　h 失語

3日目 専門基礎用語編 病気に関わる必須漢字

●次の<u>下線部</u>の漢字の読みをひらがなで書きなさい。

結　核

　結核は主に**a 気道**を介した**b 飛沫感染**により、結核菌が体内に入って肺に炎症が起こる病気である。感染源の大半は**c 喀痰**の**d 塗抹検査**で陽性の肺結核患者である。結核菌を含んだ**飛沫**を吸引すると、肺内に**e 病巣**がつくられる。感染後数週間から一生涯にわたり、発病の可能性があるが、感染しても発病するのは30％程度である。

　肺結核の症状は、咳、**喀痰**、微熱、呼吸困難が典型的な症状で、胸痛、血痰、全身**f 倦怠感**などもみられるが、初期は無症状であることも多い。

　結核菌はあらゆる臓器に感染し、腸結核、**g 脊椎**カリエス、腎臓結核、結核性**h 胸膜炎**などを起こす。予防には、BCG接種と、免疫力を高める生活習慣づくりが大切である。

> 解答
>
> a きどう　　　　b ひまつかんせん　　c かくたん
> d とまつけんさ　e びょうそう　　　　f けんたいかん
> g せきつい　　　h きょうまくえん

読みを覚える！④

目標時間 **4分**　合格点 **14点**　／16点

骨 折

　骨折とは、外から加わる力によって骨が壊れたり、変形したりして、解剖学的な構造の連続性を絶たれた状態をいう。

　程度によって完全骨折と不完全骨折に分けられる。不完全骨折は**a 転位**のないひびだけの骨折で、**b 亀裂**骨折、**c 若木**骨折、急性**d 塑性**変形などがある。

　外力の加わった方向による分類では、圧迫骨折、**e 屈曲**骨折、**f 剪断**骨折、**g 捻転**骨折、**h 裂離**骨折、引き違い骨折などがある。骨折線の方向による分類には、横骨折、斜骨折、らせん骨折、粉砕骨折などがある。

　皮膚に損傷があって骨折部が外部に露出したものを、開放性骨折という。

解答

a てんい	b きれつ	c わかぎ
d そせい	e くっきょく	f せんだん
g ねんてん	h れつり	

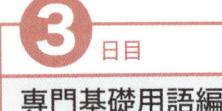

3日目 病気に関わる必須漢字
専門基礎用語編

●次の**下線部**の**ひらがな**を**漢字**で書きなさい。

クローン病

　クローン病は若年者に多く発症する、大腸や小腸の**aねんまく**に炎症や**bかいよう**を起こす原因不明の慢性炎症性疾患である。**cこうくう**から**dこうもん**まで消化管のすべての部位に潰瘍ができうるが、症状は人それぞれである。非連続性の病変が特徴で、腹痛や下痢、**eけつべん**などが生じる。瘻孔や狭窄(ろうこう)、**fこうさいえん**、痔瘻などの合併がみられる。

　急性期には入院治療となり、絶食し**gせいぶんけいちょうえいようざい**や、中心静脈栄養による栄養管理を行い、腸管内の抗原の除去と腸管の安静を保つ。

　寛解期には、低脂肪、**hていざんさ**、高エネルギー食と成分栄養剤の経口摂取を行い病状に合わせてコントロールする。

解答

a 粘膜　　　b 潰瘍　　　c 口腔
d 肛門　　　e 血便　　　f 虹彩炎
g 成分経腸栄養剤　　h 低残渣

書きを覚える！④

蕁麻疹

蕁麻疹は、**aげんきょくせい**の**bこうはん**を伴う皮膚の盛り上がり（**cぼうしん**）があらわれる疾患である。多くは一過性の**dそうよう**を伴うが、皮膚にできた個々の**eひしん**は、通常24時間以内に消退する。**ぼうしん**の形や大きさはさまざまで、複数の**ぼうしん**が融合することもある。

蕁麻疹は、アレルギー性のものと、物理的刺激などによる非アレルギー性のものに分けられる。**fがいらいこうげん**に対するⅠ型（**gそくじ**型）アレルギーが広く知られているが、医療機関を受診する患者では突発性（原因不明）のものが多い。治療は、原因や**hあっかいんし**の回避と、抗ヒスタミン薬や抗アレルギー薬の内服を中心とする薬物療法が中心となる。

解答

- a 限局性
- b 紅斑
- c 膨疹
- d 搔痒
- e 皮疹
- f 外来抗原
- g 即時
- h 悪化因子

3日目 専門基礎用語編 病気に関わる必須漢字

●次の**下線部**の**漢字の読み**を**ひらがな**で書きなさい。

気管支喘息

　気管支喘息(ぜんそく)は、気管支が**a 狭窄**することで、呼吸困難をきたす慢性炎症性のアレルギー疾患である。気道の炎症で、気道の**b 過敏性**を起こし、**c 可逆性**の気流**d 閉塞**をまねく。

　症状は、発作時の**e 喘鳴**、**f 咳嗽**、呼吸困難などで、特に季節の変わり目に出現しやすい。時間帯では深夜から早朝にかけて多く出現する。

　小児や若年層には、ハウスダストなど吸引性アレルゲンが原因のアトピー型気管支炎が多く、中高年を中心とした成人には感染症やストレスが関与する気管支炎が多い。

　発作時にはβ刺激薬を**g 吸入**し、交感神経を刺激して、気管支**h 平滑筋**を弛緩させ、気管支を拡張させて治療する。

(解答)

a きょうさく　　b かびんせい　　c かぎゃくせい
d へいそく　　　e ぜんめい　　　f がいそう
g きゅうにゅう　h へいかつきん

読みを覚える！⑤

目標時間 **4分** 　合格点 **14点** 　／16点

便　秘

便秘は、大腸に便が**a停滞**している状態をいい、排便に困難を伴う状態をいう。排便が週3回未満の場合は一般的に便秘とみなされる。

便秘は原因によって、**b機能性**便秘と**c器質性**便秘に分けられる。大腸の**d蠕動**運動や緊張の低下によって便の通過時間が延長して起こる機能性便秘には、**e弛緩**性便秘と痙攣性便秘、直腸性便秘がある。便秘の多くは機能性便秘で、排便のがまんや運動不足、水分や**f食物繊維**の不足が原因になって起こることが多い。食生活からの改善などが望まれる。

器質性便秘は慢性腸炎や**g腸閉塞**、大腸がんなどの病気によって起こる消化管の**h通過**障害で、原因となる疾患の治療が必要となる。

解答

a ていたい　　b きのうせい　　c きしつせい
d ぜんどう　　e しかん　　　　f しょくもつせんい
g ちょうへいそく　h つうか

3日目 専門基礎用語編 病気に関わる必須漢字

●次の下線部のひらがなを漢字で書きなさい。

バセドウ病

　バセドウ病は、甲状腺の機能が亢進し（甲状腺機能亢進症）、**aかじょう**に甲状腺ホルモンが合成分泌される自己免疫疾患である。患者の80％が女性で、青年期から壮年期に多い。

　代表的な症状として、びまん性**bこうじょうせんしゅ**、眼球**cとっしゅつ**、**dひんみゃく**がみられる。眼瞼（がんけん）**eしゅちょう**や、眼瞼**fこうたい**などがみられることも多い。

　全身の代謝を促す甲状腺ホルモンが増えることで、新陳代謝が盛んになり、動悸や息切れが起こったり、**gはっかんかた**、手指振戦（しゅしんせん）、**hいひろうかん**などがあらわれる。

　甲状腺ホルモンの主成分であるヨード（ヨウ素）の摂取には注意が必要である。

解答

a 過剰　　　b 甲状腺腫　　c 突出
d 頻脈　　　e 腫脹　　　　f 後退
g 発汗過多　h 易疲労感

書きを覚える！⑤

目標時間 **6分** ／ 合格点 **12点** ／ 16点

認知症

　認知症とは、正常に発達した種々の精神機能が慢性的に減退・消失することで、日常生活・社会生活を営めない状態をいう。アルツハイマー型認知症と脳血管性認知症が多いが、レビー**aしょうたい**型認知症や、ピック病など**bぜんとうそくとうがた**認知症もある。

　アルツハイマー型認知症は、神経細胞の減少と脳萎縮がみられ、知能機能に重要な**cだいのうひしつ**や短期記憶に関与する**dかいば**の神経細胞の脱落、**eろうじんはん**の**fちんちゃく**を特徴とする。末期には人格崩壊をきたす。

　中核症状として記憶障害、**gけんとうしき**障害、失語、失認、失行などがあり、**hはいかい**や睡眠障害、異常行動、抑うつ、妄想や幻覚などがあらわれることもある。

解答

a 小体　　　　b 前頭側頭型　　c 大脳皮質
d 海馬　　　　e 老人斑　　　　f 沈着
g 見当識　　　h 徘徊

コラム　看護漢字勉強のコツ

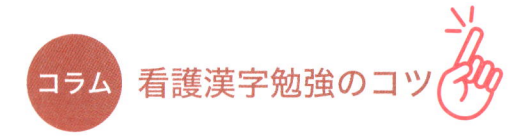

記憶に残りやすくするには？

見るだけでなく口に出して読んでみる

　効率的に勉強するためにも、記憶に残りやすくなる覚え方を実践してみましょう。まず、声に出して読むという方法があります。看護医療に関する漢字などはとくに、普段の生活では読み慣れないものが多くあります。記憶の定着をはかるために、視覚だけでなく聴覚をあわせて使うのは非常に効果的です。人の名前を名札を見て覚えるよりも、声に出して覚えるほうが記憶しやすいというのがよい例でしょう。

実際に手を動かして書いてみる

　また、漢字を覚えるには目で見るだけでなく、手を動かして書いてみることが重要です。目で見ると同時に、手の筋肉を使った運動をすることで、実際に書いた動作をきっかけにして記憶がよみがえることがあります。この書くという動作が漢字を覚えるうえで非常に効果があるということは学術的な実験においても証明されています。

就寝前の勉強で記憶に残りやすくなる

　漢字の勉強をしているとき以外にも、記憶に残りやすくするポイントは睡眠です。起きている間の経験は、寝ている間に脳の中で無意識に再構成され、整理整とんされていきます。この効果によって、記憶はより確実に定着します。寝る前に覚えたい漢字を重点的に覚えるといった方法は効果的なのです。

4 日目

看護技術用語編
看護過程の主要漢字

4日目では、看護用語、患者の状態を表す観察用語、検査・治療の医学用語を中心に択一式問題で漢字を出題します。臨床現場で使用される用語の基礎的な漢字知識を身につけ、間違えやすい漢字の読み書きも確認しましょう。

4日目 看護技術用語編 — 看護過程の主要漢字

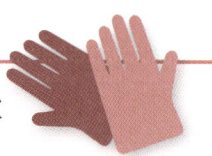

● 次の**下線部**の漢字の読みを a〜c の中から選びなさい。

（解答）

☑1 働きながら**闘病**を続ける。
　　a けんびょう　b とうびょう　c しっぺい
1 **b** とうびょう

☑2 血液**漏**れを防ぐ必要がある。
　　a む　b も　c か
2 **b** も

☑3 **麻痺**のある患者の着衣交換を行う。
　　a ましん　b まひ　c まそう
3 **b** まひ

☑4 接続部位が**緩**んでしまった。
　　a ゆる　b いた　c たわ
4 **a** ゆる

☑5 **発赤**があらわれる。
　　a ほっせき　b はっか　c ぱつか
5 **a** ほっせき

☑6 皮膚からの吸収は**緩徐**である。
　　a かんじょ　b せんじょ　c まんじょ
6 **a** かんじょ

☑7 関節**強直**が起きた。
　　a きょうちょく　b こうちょく　c きょうじき
7 **a** きょうちょく

☑8 **排膿**の処置を行った。
　　a はいのう　b ひのう　c かのう
8 **a** はいのう

☑9 足が**痙攣**する。
　　a けいげき　b けいれん　c しょうけん
9 **b** けいれん

☑10 右肺肋部に**疼痛**発作が起きる。
　　a どんつう　b とうつう　c どうつう
10 **b** とうつう

読みを覚える！①

目標時間 **3分** / 合格点 **18点** / 20点

☑11 **拘縮**のほとんどは後天性による。
　　a こうしゅく　b けいしゅく　c こうじゅく
11 a こうしゅく

☑12 採血時に**駆血帯**を巻く。
　　a くけつたい　b かっけつたい　c くけつおび
12 a くけつたい

☑13 **壊死**に至ることがある。
　　a かいし　b えし　c かいじ
13 b えし

☑14 **葉酸**は妊娠初期の摂取が重要である。
　　a はさん　b ばざん　c ようさん
14 c ようさん

☑15 クラミジア感染症の**罹患数**が多い。
　　a らかんすう　b りかんすう　c きかんすう
15 b りかんすう

☑16 **胸腔穿刺**を行った。
　　a きょうくうせんし　b きょうくうさっし　c きょうこうせんさ
16 a きょうくうせんし

☑17 **産褥**期の症状を確認する。
　　a せんじょく　b さんしん　c さんじょく
17 c さんじょく

☑18 皮膚の**搔痒**感を訴える。
　　a ようそう　b そうよう　c かくよう
18 b そうよう

☑19 **黄疸**は皮膚などに黄染が生じる。
　　a おうだん　b きたん　c きとう
19 a おうだん

☑20 **平坦脳波**は脳死の基準に含まれる。
　　a へいたんのうは　b たいたんのうは　c へたんのうば
20 a へいたんのうは

4日目 看護技術用語編 — 看護過程の主要漢字

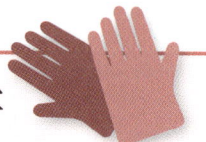

●次の下線部のひらがなに当てはまる適切な漢字をa～cの中から選びなさい。

1 手で**あっぱく**しながら、空気を抜く。
　　a 圧白　　b 圧迫　　c 厚迫

解答
1　b 圧迫

2 湯たんぽの**せん**をする。
　　a 閃　　b 詮　　c 栓

2　c 栓

3 車椅子で**いそう**する。
　　a 椅送　　b 移相　　c 移送

3　c 移送

4 ひとりの患者を**けいぞく**して受け持つ。
　　a 継続　　b 軽続　　c 繋続

4　a 継続

5 **こうりつ**的で充分なケアを提供する。
　　a 公立　　b 効率　　c 高率

5　b 効率

6 **しゅじ**看護師制の看護ケア提供方式を採用する。
　　a 主事　　b 守事　　c 主治

6　c 主治

7 **けいこう**避妊薬を処方する。
　　a 携行　　b 経口　　c 傾口

7　b 経口

8 **ちんせい**剤を処方する。
　　a 鎮静　　b 沈静　　c 鎮正

8　a 鎮静

9 **ばっしん**時に止血した。
　　a 跋芯　　b 伐針　　c 抜針

9　c 抜針

10 **けいかかんさつ**を行う。
　　a 経化鑑札　　b 形化監察　　c 経過観察

10　c 経過観察

76

書きを覚える！①

目標時間 3分　合格点 16点　/20点

☑11　**ぶんべん**の処置をする。
　　a 文娩　　b 分便　　c 分娩
11　c 分娩

☑12　**かんせん**予防に努める。
　　a 感染　　b 汗腺　　c 乾癬
12　a 感染

☑13　肌に**せっしょく**している。
　　a 接触　　b 摂食　　c 摂触
13　a 接触

☑14　**たいばん**の完全娩出が終わる。
　　a 帯板　　b 体盤　　c 胎盤
14　c 胎盤

☑15　**いしき**レベルを判定する。
　　a 意識　　b 胃識　　c 意志気
15　a 意識

☑16　関節の**かどう**域を測定する。
　　a 稼働　　b 可動　　c 可道
16　b 可動

☑17　**ぜっかじょう**を投与する。
　　a 舌褐錠　　b 舌下錠　　c 絶下状
17　b 舌下錠

☑18　腹圧呼吸をして下腹部を**ふく**らませる。
　　a 膨　　b 噴　　c 腹
18　a 膨

☑19　血液**とうせき**導入を判断する。
　　a 透析　　b 頭析　　c 透斥
19　a 透析

☑20　カテーテルを**ばっきょ**する。
　　a 抜去　　b 跋許　　c 伐去
20　a 抜去

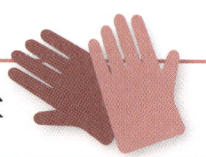

4日目 看護技術用語編 — 看護過程の主要漢字

● 次の下線部の漢字の読みを a〜c の中から選びなさい。

1 鑷子はピンセットのこと。
　a せっし　　b じし　　c かっし

解答
1
a せっし

2 頻脈がみられた。
　a ほみゃく　　b ひんみゃく　　c けいみゃく

2
b ひんみゃく

3 足裏の皮膚には、足紋がある。
　a そくぶん　　b あしもん　　c そくもん

3
c そくもん

4 加熱により融解する。
　a ゆうかい　　b ちゅうかい　　c りゅうげ

4
a ゆうかい

5 尺骨を骨折した。
　a しゃっこつ　　b しゃこつ　　c じゃくこつ

5
a しゃっこつ

6 糸球体濾過値（GFR）は腎機能検査のひとつ。
　a らかち　　b ろかち　　c りょかち

6
b ろかち

7 間歇性の腹部痙攣痛を訴える。
　a かんかせい　　b かんけつせい　　c まかつせい

7
b かんけつせい

8 心窩部から痛みが広がった。
　a しんかぶ　　b しんこぶ　　c しんこうぶ

8
a しんかぶ

9 温罨法は知覚神経の興奮を抑える作用がある。
　a おんあんほう　　b おんえんほう　　c おんあんぽう

9
c おんあんぽう

10 排臨は胎児の先端部が見え隠れしている状態。
　a はいりん　　b かいりん　　c はいらん

10
a はいりん

読みを覚える！②

目標時間 **3分** ／ 合格点 **18点** ／20点

- [ ] 11 胎児の頭が**発露**した。
  a はつじ　　b ほつろ　　c はつろ
  11 c はつろ

- [ ] 12 **尿閉**が起きている。
  a にょうへい　b にょうかん　c しょうへい
  12 a にょうへい

- [ ] 13 刺入部痛を訴えた患者には、血管外**漏出**を疑う。
  a じょうしゅつ　b ろうで　　c ろうしゅつ
  13 c ろうしゅつ

- [ ] 14 **渇中枢**機能の低下がみられる。
  a かつちゅうくい　b かっちゅうすう　c こつちゅうすう
  14 b かっちゅうすう

- [ ] 15 **努責**やくしゃみをしたときに生じる腹圧性尿失禁。
  a どせき　　b どしゃく　　c むせき
  15 a どせき

- [ ] 16 無尿時には、原則としてカリウムの投与は**禁忌**である。
  a きんき　　b きんい　　c きんじ
  16 a きんき

- [ ] 17 **悪露**を処理する。
  a うろ　　b おろ　　c あくろ
  17 b おろ

- [ ] 18 止血に**綿球**を使用した。
  a めんきゅう　b わたきゅう　c わただま
  18 a めんきゅう

- [ ] 19 **不慮**の事故で命を失う。
  a ぶりょ　　b ふりょ　　c ふしょう
  19 b ふりょ

- [ ] 20 外部からの圧力で引っ張られて**裂創**が起きる。
  a れっそう　b さっそう　c きっそう
  20 a れっそう

4日目 看護技術用語編 看護過程の主要漢字

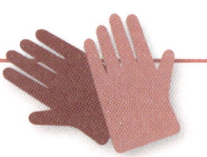

●次の下線部のひらがなに当てはまる適切な漢字をa〜cの中から選びなさい。

1 アドレナリンには、**しょうあつ**作用がある。
　　a 昇圧　　b 症厚　　c 省圧
1　a 昇圧

2 認知症は後天的な**きしつせい**病変によって生じる。
　　a 規疾性　　b 機質性　　c 器質性
2　c 器質性

3 **のど**の渇きを訴える。
　　a 咽喉　　b 候　　c 喉
3　c 喉

4 治療を受けやすい**しんい**を選ぶことが大切だ。
　　a 深意　　b 寝衣　　c 鍼医
4　b 寝衣

5 障害を受けていない体側を**けんそく**と呼ぶ。
　　a 検測　　b 健側　　c 健束
5　b 健側

6 障害を受けている体側は**かんそく**と呼ぶ。
　　a 患側　　b 感測　　c 間側
6　a 患側

7 **きてい**面が広い方が安定性は高まる。
　　a 既定　　b 規定　　c 基底
7　c 基底

8 **がい**は安定性の高い姿勢である。
　　a 我意　　b 臥位　　c 画意
8　b 臥位

9 ガラスによる**そうしょう**の手当てをした。
　　a 総称　　b 創傷　　c 相承
9　b 創傷

10 **せんちょう**の準備をした。
　　a 線長　　b 仙腸　　c 洗腸
10　c 洗腸

書きを覚える！②

目標時間 **3分** 　合格点 **13点** 　／16点

☑11 入院患者の身体を**せいしき**した。
　　a 制式　　b 清拭　　c 整拭
11　b 清拭

☑12 手術の前にグリセリン**かんちょう**を行った。
　　a 浣腸　　b 間潮　　c 灌腸
12　a 浣腸

☑13 **りんしょう**現場ではミスは許されない。
　　a 倫症　　b 臨床　　c 臨性
13　b 臨床

☑14 **こんすい**状態に陥る。
　　a 困睡　　b 昏酔　　c 昏睡
14　c 昏睡

☑15 カテーテルを**そうにゅう**する
　　a 挿入　　b 送入　　c 装入
15　a 挿入

☑16 一時的な**どうにょう**を行う。
　　a 導尿　　b 道尿　　c 同尿
16　a 導尿

間違いやすい漢字はコレだ！

●次の例文のうち、漢字の使い方に**誤りがないもの**はどれか。

1　成長を疎外する。

2　薬がよく利く。

3　体外へ輩出する機能がある。

4　注射液を希釈する。

解答　**4**

1　× 疎外→阻害
　「阻害」は妨げること。「疎外」はのけものにすること。

2　× 利く→効く
　「効く」は効果があること。「利く」は役に立つこと。

3　× 輩出する→排出する
　「排出」は外に出すこと。輩出は世に出ること。

4　○

81

4日目 看護技術用語編 — 看護過程の主要漢字

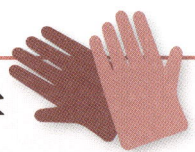

●次の**下線部**の漢字の読みを a〜c の中から選びなさい。

1 **着患健脱**で着衣交換する。
　a ちゃっかんけんだつ　b ちゃっけんかんだつ　c だつかんけんだつ

1
a ちゃっかんけんだつ

2 **乏尿**の症状が出ている。
　a ぼうにょう　b ひんにょう　c ほうにょう

2
a ぼうにょう

3 ボトルに**滅菌**精製水を入れる。
　a げんきん　b めっきん　c ぼつきん

3
b めっきん

4 **褥瘡**を洗浄する。
　a しんそう　b じょくそう　c じょくとう

4
b じょくそう

5 **顎**関節症を治療する。
　a がく　b あご　c けい

5
a がく

6 義歯と歯肉の間には食物**残渣**が残りやすい。
　a ざんき　b ざんきょ　c ざんさ

6
c ざんさ

7 サーカディアンリズムは**概日**リズムともいう。
　a がいにち　b がいじつ　c かいにち

7
b がいじつ

8 **思考伝播**の症状が出る。
　a しこうでんぱ　b しこうでんば　c しこうでんぱん

8
a しこうでんぱ

9 清潔な**湿潤**環境を必要とする。
　a へいじゅん　b しつおう　c しつじゅん

9
c しつじゅん

10 **躁病**でみられる思考路の障害。
　a くるびょう　b そうびょう　c そうへい

10
b そうびょう

読みを覚える！③

目標時間 3分　合格点 18点　/20点

☑11 **心室細動**の治療をする。
　　aしんしつさいどう　bしんしつびどう　cしんしさいどう
11 aしんしつさいどう

☑12 観念**逸脱**の症状が出ている。
　　aきょだつ　bへんだつ　cいつだつ
12 cいつだつ

☑13 創部が**哆開**した。
　　aたかい　bしかい　cだかい
13 bしかい

☑14 手術後、**易**感染状態が続いた。
　　aい　bえき　cかい
14 aい

☑15 **隅角**検査を行う。
　　aぐうかく　bすみかど　cすみかく
15 aぐうかく

☑16 **尊厳死**を選んだ患者
　　aそんごんし　bそんげんし　cかんごんし
16 bそんげんし

☑17 便器を**臀部**にあてる。
　　aでんぶ　bせんぶ　cしょうぶ
17 aでんぶ

☑18 **摘便**をする。
　　aてきべん　bつみべん　cちょうべん
18 aてきべん

☑19 **膝胸位**の体勢をとってもらう。
　　aひざきょうい　bしつこうい　cしつきょうい
19 cしつきょうい

☑20 **截石位**で手術を行う。
　　aせんせきい　bせんしゃくい　cせっせきい
20 cせっせきい

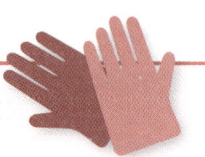

4日目 看護技術用語編 — 看護過程の主要漢字

●次の下線部のひらがなに当てはまる適切な漢字をa〜cの中から選びなさい。

1 生命に関わる問題は、**さいゆうせん**される。
　　a 最優先　　b 最有先　　c 最優泉
　　1　a 最優先

2 クリニカルパスはまず**しっかん**別に患者を分類する。
　　a 質患　　b 疾患　　c 失陥
　　2　b 疾患

3 退院までのスケジュールを**じけいれつ**で定める。
　　a 時系列　　b 字形列　　c 時形列
　　3　a 時系列

4 平成23年の死因の1位は**あくせいしんせいぶつ**だった。
　　a 悪性新生物　　b 悪性申請物　　c 悪生心性物
　　4　a 悪性新生物

5 排尿困難により膀胱内に尿が**ちょりゅう**する。
　　a 著留　　b 貯留　　c 貯流
　　5　b 貯留

6 **はいえき**バッグをベッド柵にかける。
　　a 配液　　b 廃液　　c 排液
　　6　c 排液

7 直腸**せんこう**をきたした。
　　a 穿孔　　b 閃光　　c 先行
　　7　a 穿孔

8 **たん**の吸引を行う。
　　a 端　　b 痰　　c 疸
　　8　b 痰

9 **ひか**注射は皮膚をつまみ上げて実施する。
　　a 飛下　　b 皮下　　c 皮化
　　9　b 皮下

10 45度の角度で**しにゅう**する。
　　a 刺入　　b 支入　　c 試入
　　10　a 刺入

書きを覚える！③

目標時間 **3分** ／ 合格点 **16点** ／ 20点

□11 **ゆえき**バッグを交換する。
　　a 湯液　　b 輸疫　　c 輸液
11 c 輸液

□12 足首を**きょじょう**する。
　　a 居上　　b 去状　　c 挙上
12 c 挙上

□13 **こうくう**ケアは肺炎の予防になる。
　　a 口空　　b 口腔　　c 高腔
13 b 口腔

□14 よく発生することを**こうはつ**という。
　　a 後発　　b 興発　　c 好発
14 c 好発

□15 治まっていた症状が**さいねん**した。
　　a 再燃　　b 最然　　c 細燃
15 a 再燃

□16 症状が**かんかい**している。
　　a 完回　　b 寛解　　c 完快
16 b 寛解

□17 **こうはつ**薬を選ぶ。
　　a 興発　　b 好発　　c 後発
17 c 後発

□18 **しょほうせん**を渡す。
　　a 処法銭　　b 処方箋　　c 書法箋
18 b 処方箋

□19 **じじょう**作用が低下する。
　　a 自乗　　b 自浄　　c 二乗
19 b 自浄

□20 **かんけつ**熱がみられる。
　　a 間欠　　b 簡潔　　c 緩結
20 a 間欠

85

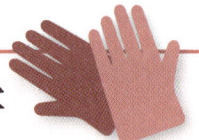

4日目 看護技術用語編 看護過程の主要漢字

●次の**下線部**の漢字の読みをa〜cの中から選びなさい。

Check

☐1 **齲歯**を治療する。
  aうし bかし cうば

☐2 しゃっくりは**吃逆**という。
  aきつぎゃく bぎつぎゃく cとつきゃく

☐3 **丘疹**は皮膚病変のひとつだ。
  aしっしん bきゅうしん cおかしん

☐4 まつ毛は**睫毛**という。
  aどうもう bしょうげ cしょうもう

☐5 **凍瘡**の手当てをする。
  aとうそう bとうこう cとうしょう

☐6 **鼠径部**を痛がった。
  aそかいぶ bそかんぶ cそけいぶ

☐7 **噯気**を出す。
  aあいき bあいぎ cだんき

☐8 **萎縮性**胃炎と診断された。
  aいじゅくせい&bかじゅくせい&cいしゅくせい

☐9 皮膚に**魚鱗癬**ができる。
  aぎょりんせん&bぎょりんそう&cうろこせん

☐10 状況的危機に**遭遇**する。
  aまいぐう&bそうぐう&cかいこう

解答

1 aうし

2 aきつぎゃく

3 bきゅうしん

4 cしょうもう

5 aとうそう

6 cそけいぶ

7 aあいき

8 cいしゅくせい

9 aぎょりんせん

10 bそうぐう

読みを覚える！④

目標時間 3分　合格点 18点　／20点

☑11 熱中症が重症になると、意識**喪失**が起きる。
　　　a そうしつ　　b もしつ　　c もうしつ

11 a そうしつ

☑12 **腋窩**は上腕と胸壁にはさまれたくぼみをいう。
　　　a えきがい　　b わきか　　c えきか

12 c えきか

☑13 さらさらした液体を**漿液**という。
　　　a しょうえき　　b すいえき　　c そうえき

13 a しょうえき

☑14 点眼後はふき綿を**涙嚢部**に当てて軽く圧迫する。
　　　a なみだのうぶ　　b るいそうぶ　　c るいのうぶ

14 c るいのうぶ

☑15 **眼瞼**に触れないように注意する。
　　　a がんげん　　b がんけん　　c まぶた

15 b がんけん

☑16 **擦過傷**の手当てをする。
　　　a けいかしょう　　b すりきず　　c さっかしょう

16 c さっかしょう

☑17 急性**虫垂炎**の患者が運ばれてきた。
　　　a ちょうすいたん　　b ちゅうたいえん　　c ちゅうすいえん

17 c ちゅうすいえん

☑18 皮膚や粘膜の表皮が欠損した状態を**糜爛**という。
　　　a まらん　　b びらん　　c まかん

18 b びらん

☑19 看護の信念を**把持**する。
　　　a はじ　　b わじ　　c ほじ

19 a はじ

☑20 死因は**縊死**だった。
　　　a あっし　　b いし　　c えきし

20 b いし

87

4日目 看護技術用語編 — 看護過程の主要漢字

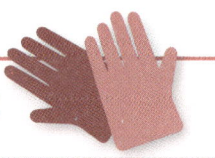

●次の**下線部**のひらがなに当てはまる適切な漢字を a〜c の中から選びなさい。

解答

☑1 足に**ふしゅ**が出る。
　　a 付腫　　b 浮種　　c 浮腫

1　c 浮腫

☑2 ドレーンは**くっきょく**が起きないようにする。
　　a 屈曲　　b 履曲　　c 屈局

2　a 屈曲

☑3 **しとう**に沿って、爪を切る。
　　a 指頭　　b 指投　　c 支頭

3　a 指頭

☑4 **ひょうざい**静脈は皮膚のすぐ下などにある。
　　a 標剤　　b 表在　　c 標材

4　b 表在

☑5 **けいかん**栄養法に切り換えた。
　　a 径間　　b 経管　　c 経肝

5　b 経管

☑6 **きかんし**炎の患者を担当した。
　　a 機関紙　　b 期間紙　　c 気管支

6　c 気管支

☑7 **けったい**がみられた。
　　a 結滞　　b 欠滞　　c 結体

7　a 結滞

☑8 検査用に**むきんにょう**を採取した。
　　a 無筋尿　　b 無禁尿　　c 無菌尿

8　c 無菌尿

☑9 **びくう**内は外気が侵入する通路である。
　　a 鼻空　　b 鼻腔　　c 尾腔

9　b 鼻腔

☑10 胎児は正常に**べんしゅつ**された。
　　a 晩出　　b 娩出　　c 弁出

10　b 娩出

書きを覚える！④

目標時間 **3分** / 合格点 **13点** / 15点

☐11 10分間隔の陣痛が**はつらい**した。
　　a 初来　　b 発来　　c 捌礼

11 b発来

☐12 一時的に**そけつ**する。
　　a 阻血　　b 組結　　c 素血

12 a阻血

☐13 表面に**おうとつ**がある。
　　a 黄凸　　b 横突　　c 凹凸

13 c凹凸

☐14 **かのう**性炎症が起きる。
　　a 化膿　　b 可能　　c 過脳

14 a化膿

☐15 この疾患の発症部位は**かし**が多い。
　　a 下肢　　b 仮死　　c 瑕疵

15 a下肢

［ミニコラム］　看護漢字勉強のヒント

脳活動が活発になる勉強環境をつくる

「暖房の効いた部屋で勉強をしていたらいつの間にか眠ってしまった」という経験はありませんか。実は脳の活動は室温にも影響されます。**室温をやや低めに設定したほうが勉強ははかどる**のです。勉強には「頭寒足熱（ずかんそくねつ）」、つまり、頭部は冷やし足元を暖めるのが暖房のコツだと覚えておいてください。

また、**記憶は歩くことでも効率的に働く**ことが知られています。歩行時には脳内でシータ波という脳波が現れます。これは初めての場所に行ったり、知らないものに出会ったりしたときに現れる脳波で、好奇心や興味の気持ちを表しているといえるでしょう。部屋での勉強に飽きたら散歩しながら暗記をしてみる、といった工夫をしてみましょう。また、バスや電車の乗車中でも「移動している」ことを脳が感知すればシータ波が出るといわれています。通学など移動の時間を暗記の時間にあててみてはどうでしょうか。

4日目 看護技術用語編 — 看護過程の主要漢字

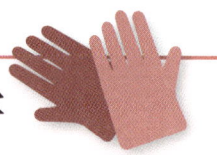

●次の下線部の漢字の読みをa〜cの中から選びなさい。

1 歯垢は細菌が繁殖しやすい。
　　a しかく　　b しごう　　c しこう

解答
1
c しこう

2 外科手術で使う剪刀を用意する。
　　a せんとう　　b せんば　　c ぜんとう

2
a せんとう

3 伝染性膿痂疹は乳幼児に発症することが多い。
　　a でんせんせいのうかしん　　b でんせんせいのうちしん　　c でんせんせいしっしん

3
a でんせんせいのうかしん

4 硬膜外持続鎮痛法が行われる。
　　a そうまく　　b こうまく　　c かいまく

4
b こうまく

5 萎縮性胃炎と診断される。
　　a りしゅく　　b かいしゅく　　c いしゅく

5
c いしゅく

6 気管支喘息は長期的な自己管理が必要だ。
　　a ぜんそく　　b えんそく　　c ぜんめい

6
a ぜんそく

7 哺乳力の低下がみられる。
　　a ぼにゅう　　b ほにゅう　　c じゅにゅう

7
b ほにゅう

8 胃の全摘出手術を行う。
　　a てきしゅつ　　b ちゃくしゅつ　　c ほうしゅつ

8
a てきしゅつ

9 担当医が執刀する。
　　a しゅうは　　b しゅうとう　　c しっとう

9
c しっとう

10 関節軟骨の摩耗による変形がみられる。
　　a しゅもう　　b まもう　　c まこう

10
b まもう

読みを覚える！⑤

目標時間 **3分**　合格点 **18点**　／20点

☐11　妊娠中は**帯下**が増加する。
　　　a たいげ　　b おびした　　c たいか

11
a たいげ

☐12　ホルモン**補充療法**を検討する。
　　　a ほじゅうほうほう　b ほじゅうりょうほう　c ほてんりょうほう

12
b ほじゅうりょうほう

☐13　保湿剤を**塗布**する。
　　　a とふ　　b てんぷ　　c ずふ

13
a とふ

☐14　術後の**創痛**管理をする。
　　　a そうつう　　b とうつう　　c しょうとう

14
a そうつう

☐15　早期**覚醒**も睡眠障害の症状だ。
　　　a かくせい　　b かくすい　　c がくせい

15
a かくせい

☐16　**松果体**からメラトニンが分泌される。
　　　a しょうかてい　b まつかたい　c しょうかたい

16
c しょうかたい

☐17　顔面**白癬**でかゆがる。
　　　a はくせん　　b びゃくせん　　c はくかん

17
a はくせん

☐18　**咳嗽**は医療現場で使う用語だ。
　　　a がいはい　　b がいそう　　c せきたん

18
b がいそう

☐19　**面皰**は思春期にできる吹き出物をいう。
　　　a めんぽう　　b めんほう　　c めんぼう

19
a めんぽう

☐20　治療のために**剃毛**する。
　　　a ていはつ　　b ていもう　　c はけ

20
b ていもう

4日目 看護技術用語編 — 看護過程の主要漢字

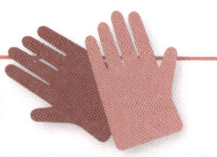

●次の**下線部**のひらがなに当てはまる適切な漢字を a～c の中から選びなさい。

1 歩行障害が**しゅつげん**した。
　　a 出現　　b 出原　　c 出元

解答
1　a 出現

2 **ほっしん**は皮膚にできる病変である。
　　a 発心　　b 初疹　　c 発疹

2　c 発疹

3 酸素**きゅうにゅう**が必要だ。
　　a 救入　　b 吸乳　　c 吸入

3　c 吸入

4 色素**ちんちゃく**が起きる。
　　a 鎮着　　b 枕着　　c 沈着

4　c 沈着

5 **だえき**からウイルスが分離された。
　　a 駄液　　b 唾液　　c 唾疫

5　b 唾液

6 **ぼうすい**の流出不全が原因だった。
　　a 防水　　b 紡錘　　c 房水

6　c 房水

7 気管内**きゅういん**は無菌操作を必要とする。
　　a 急印　　b 吸引　　c 吸飲

7　b 吸引

8 **せいけつ**操作でよい。
　　a 聖潔　　b 清結　　c 清潔

8　c 清潔

9 じん帯を**だんれつ**していた。
　　a 断列　　b 弾裂　　c 断裂

9　c 断裂

10 **ないふくやく**を処方する。
　　a 内福薬　　b 内服薬　　c 内副薬

10　b 内服薬

書きを覚える！⑤

目標時間 3分　合格点 16点　/20点

☐11 洗浄に**びおんとう**を使用する。
　　a 鼻音湯　　b 微温湯　　c 美音糖
11 b微温湯

☐12 乳児に調製**ふんにゅう**を与えた。
　　a 扮柔　　b 粉乳　　c 分乳
12 b粉乳

☐13 患部に**ふくぼく**を当てた。
　　a 副木　　b 福木　　c 複撲
13 a副木

☐14 **しんぱいそせいほう**を学ぶ。
　　a 心配組成法　　b 心肺蘇生法　　c 心肺甦生法
14 b心肺蘇生法

☐15 **ていおう**切開で出産する。
　　a 帝王　　b 停王　　c 体央
15 a帝王

☐16 瞳孔に**さんどう**が起きていた。
　　a 参同　　b 散動　　c 散瞳
16 c散瞳

☐17 **にくしゅ**は非上皮性の悪性腫瘍をいう。
　　a 肉種　　b 肉首　　c 肉腫
17 c肉腫

☐18 検査のために**きんしょく**する。
　　a 禁触　　b 近食　　c 禁食
18 c禁食

☐19 発熱時に頭部を**ひょうれい**した。
　　a 表冷　　b 氷冷　　c 氷令
19 b氷冷

☐20 **けんしん**的に看護する。
　　a 謙信　　b 献身　　c 献心
20 b献身

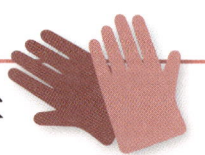

4日目 看護技術用語編 看護過程の主要漢字

●次の下線部の漢字の読みをa～cの中から選びなさい。

1 渋り腹を**裏急後重**という。
　　a しきゅうこうじゅう　b りきゅうごじゅう　c りきゅうこうじゅう

1
c りきゅうこうじゅう

2 大量の痰が**喀出**される。
　　a かっしゅつ　b かくしゅつ　c きゃくしゅつ

2
b かくしゅつ

3 **泡沫状**の痰が出る。
　　a ひまつじょう　b あわじょう　c ほうまつじょう

3
c ほうまつじょう

4 **閉塞**性換気障害の症状が出る。
　　a へいそく　b かいさく　c へいこう

4
a へいそく

5 **爪床**にチアノーゼが出現した。
　　a つめどこ　b そうしょう　c しょうそう

5
b そうしょう

6 **口唇**に乾きがある。
　　a くちびる　b こうるい　c こうしん

6
c こうしん

7 **徐脈**性不整脈では失神が起こりやすい。
　　a じょみゃく　b ひんみゃく　c じょうみゃく

7
a じょみゃく

8 **弛緩**性便秘の予防を指導する。
　　a たかん　b しかん　c きかん

8
b しかん

9 点眼後は**鼻涙管**に流出するのを防ぐ。
　　a びるいかん　b びらいかん　c びろうかん

9
a びるいかん

10 **膠質**浸透圧が低下した。
　　a かんしつ　b こうしつ　c ひしつ

10
b こうしつ

読みを覚える！⑥

目標時間 **3**分　合格点 **18**点　／20点

☑11 **下腿脛骨稜**部を指圧する。
　　a かたいけいこつりょう　b かしけいこつりょう　c かたいひこつしょう

11 a かたいけいこつりょう

☑12 悪性貧血は**巨赤芽球**性貧血の一種である。
　　a きょかめきゅう　b きょせきかきゅう　c きょせきがきゅう

12 c きょせきがきゅう

☑13 消化管に**潰瘍**がある。
　　a かいよう　b かいこん　c えよう

13 a かいよう

☑14 **末梢**血管が硬くなる。
　　a さっしょう　b まっしょう　c まつそう

14 b まっしょう

☑15 **瀉下**を繰り返す。
　　a しゃげ　b しゃか　c さか

15 a しゃげ

☑16 **鎮咳**作用がある。
　　a ちんがい　b しんがい　c ちんかい

16 a ちんがい

☑17 **嗄声**で話す。
　　a かせい　b こうせい　c させい

17 c させい

☑18 医学では締め付けることを**絞扼**という。
　　a こうやく　b じゅうやく　c じゅうあく

18 a こうやく

☑19 難病は**後遺症**の恐れがある。
　　a こうゆいしょう　b ごいしょう　c こういしょう

19 c こういしょう

☑20 **陥凹性**の病変がみられる。
　　a かんおうせい　b かんとつせい　c こうとつせい

20 a かんおうせい

4日目 看護技術用語編 — 看護過程の主要漢字

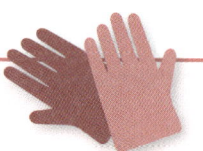

●次の下線部のひらがなに当てはまる適切な漢字を a〜c の中から選びなさい。

1. けっしんをする。
   a 結心　　b 結神　　c 欠伸
   解答：c 欠伸

2. 新生児にうぶゆを使わせる。
   a 産湯　　b 初湯　　c 産油
   解答：a 産湯

3. おうきを訴える。
   a 嘔気　　b 追気　　c 負期
   解答：a 嘔気

4. おかんが走る。
   a 悪感　　b 悪寒　　c 小寒
   解答：b 悪寒

5. 患部にしゅだいがみられる。
   a 腫大　　b 種大　　c 朱台
   解答：a 腫大

6. びへいの症状が改善した。
   a 微弊　　b 尾閉　　c 鼻閉
   解答：c 鼻閉

7. とうかんをかく。
   a 盗汗　　b 当患　　c 頭感
   解答：a 盗汗

8. 個室にてんしょうする。
   a 転生　　b 点床　　c 転床
   解答：c 転床

9. 身体の一部にしんせんが起きている。
   a 新腺　　b 振戦　　c 震栓
   解答：b 振戦

10. 顔面そうはくだった。
    a 総白　　b 蒼拍　　c 蒼白
    解答：c 蒼白

書きを覚える！⑥

目標時間 **3分**　合格点 **13点**　／16点

☐11 左右**たいしょう**性がみられる。
　　a 対照　　b 対象　　c 対称
11 c 対称

☐12 **しんはくしゅつ**量が増大する。
　　a 心拍出　　b 新吐出　　c 真白出
12 a 心拍出

☐13 **じょほうざい**は薬効が長期間にわたり持続する。
　　a 除泡材　　b 徐放剤　　c 助法剤
13 b 徐放剤

☐14 歯石の**じょきょ**を依頼する。
　　a 助挙　　b 序去　　c 除去
14 c 除去

☐15 **ぜったい**の症状の改善を図る。
　　a 絶対　　b 舌苔　　c 舌体
15 b 舌苔

☐16 **かじょう**な組織液はリンパ管に流入する。
　　a 過剰　　b 加乗　　c 過場
16 a 過剰

間違いやすい漢字はコレだ！

●次の例文のうち、漢字の使い方に**誤りがないもの**はどれか。

1　不振な行動をする。

2　直腸視診を行う。

3　看護師の適正がある。

4　寛解しているが、再発の可能性もある。

（解答）**4**

1　× 不振→不審
「不審」は疑わしいこと。「不振」はふるわないこと。

2　× 視診→指診
直腸は触診するので、この場合は「指診」が正しい。

3　× 適正→適性
「適性」は適した性質。「適正」は適切で正しいときに使う。

4　○

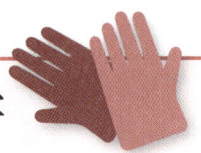

4日目 看護技術用語編
看護過程の主要漢字

●次の下線部の漢字の読みをa〜cの中から選びなさい。

1 冠動脈の**攣縮**により虚血状態になる。
　　a けいしゅく　　b れんしゅく　　c しゅしゅく

解答
1 b れんしゅく

2 **水際**で感染を防ぐ。
　　a すいさい　　b すいせい　　c みずぎわ

2 c みずぎわ

3 ノミを**媒介**として感染する。
　　a ばいかい　　b しょくかい　　c まいかい

3 a ばいかい

4 **日和見**感染が起きる。
　　a ひわみ　　b ひよりみ　　c ひわけん

4 b ひよりみ

5 新生児の**啼泣**が続く。
　　a ていきゅう　　b こうきゅう　　c だいきゅう

5 a ていきゅう

6 骨盤の**矯正**をする。
　　a こうせい　　b きょうせい　　c きょうしょう

6 b きょうせい

7 **嗜眠**に陥っている。
　　a しみん　　b けいみん　　c だみん

7 a しみん

8 4時間の**冷罨法**で治療する。
　　a れいあほう　　b れいあんぽう　　c れいかんぽう

8 b れいあんぽう

9 **筋萎縮性側索硬化症**（ALS）と診断された。
　　a きんいしゅくせい　　b きんいしゅくせい　　c きんいしゅくせい
　　　そくさくこうかしょう　　がわさくこうかしょう　　しきさくこうかしょう

9 a きんいしゅくせい
　そくさくこうかしょう

10 **欠損孔**が大きい。
　　a けっそんこう　　b けっかんこう　　c かつそんくう

10 a けっそんこう

読みを覚える！⑦

目標時間 3分　合格点 18点　／20点

☑11 **腸蠕動**を促す。
　a ちょうせんどう　b ちょうじゅどう　c ちょうぜんどう

11
c ちょうぜんどう

☑12 **脳虚血**による失神。
　a のうきょけつ　b のうしけつ　c のうこけつ

12
a のうきょけつ

☑13 **喘鳴**がみられる。
　a ぜんめい　b ぜいめい　c たんめい

13
a ぜんめい

☑14 **蜂窩織炎**を繰り返す。
　a ほうかしょくえん　b ほうかしきえん　c ふかしきえん

14
b ほうかしきえん

☑15 **倦怠感**を訴える。
　a げんたいかん　b けんたいかん　c けんだいかん

15
b けんたいかん

☑16 **粟粒結核**の患者が入院してきた。
　a ぞくりゅうけっかく　b あわつぶけっかく　c しょくりゅうけっかく

16
a ぞくりゅうけっかく

☑17 **不顕性**感染は感染症状を示さない状態だ。
　a ふけんせい　b ふげんせい　c ぶげんしょう

17
a ふけんせい

☑18 **潜伏**期は病原体の種類によって異なる。
　a せんぷく　b せんじょう　c ぜんふく

18
a せんぷく

☑19 **上前腸骨棘**に裂離骨折が起きている。
　a うえまえちょうこつこく　b じょうぜんちょうこつきょく　c じょうぜんちょうこつこく

19
b じょうぜんちょうこつきょく

☑20 **麦粒腫**を痛がる。
　a ばくりゅうしゅ　b むぎつぶしゅ　c ばくりゅうしょう

20
a ばくりゅうしゅ

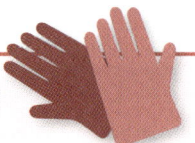

4日目 看護技術用語編 — 看護過程の主要漢字

●次の**下線部**のひらがなに当てはまる適切な漢字を a〜c の中から選びなさい。

Check

☐1 緊急時の**そくおう**的な対応が望まれる。
　　a 即応　　b 速追　　c 側応
　　解答：1　a 即応

☐2 **しさ**に富むアドバイスをもらった。
　　a 示差　　b 視差　　c 示唆
　　解答：2　c 示唆

☐3 疾患の**ゆういん**となる生活習慣。
　　a 誘因　　b 有引　　c 誘引
　　解答：3　a 誘因

☐4 治療を**えんかつ**に進める。
　　a 円活　　b 円滑　　c 延括
　　解答：4　b 円滑

☐5 **きつえん**を止めるように指示する。
　　a 喫塩　　b 喫煙　　c 詰縁
　　解答：5　b 喫煙

☐6 転倒を**ゆうはつ**する機会を減らす。
　　a 誘発　　b 有初　　c 勇発
　　解答：6　a 誘発

☐7 毎日のリハビリ内容を**はあく**する。
　　a 把悪　　b 把握　　c 端握
　　解答：7　b 把握

☐8 **きょしつ**内リフトの設置をすすめる。
　　a 据室　　b 挙質　　c 居室
　　解答：8　c 居室

☐9 **きんりょく**の低下がある。
　　a 斤力　　b 筋力　　c 近力
　　解答：9　b 筋力

☐10 **げんし**がみられる。
　　a 幻視　　b 玄視　　c 原姿
　　解答：10　a 幻視

書きを覚える！⑦

目標時間 **3**分　合格点 **16**点　/20点

☑11　**きょうはく**症状の出現を受け止める。
　　　a 強迫　　　b 脅迫　　　c 強白
11　a 強迫

☑12　**どうき**や息苦しさを訴える。
　　　a 同気　　　b 動機　　　c 動悸
12　c 動悸

☑13　**じゅうとく**な不安発作を繰り返す。
　　　a 重徳　　　b 柔得　　　c 重篤
13　c 重篤

☑14　心的**がいしょう**体験をきっかけに発症した。
　　　a 概症　　　b 外傷　　　c 害少
14　b 外傷

☑15　**きおう**症を確認する。
　　　a 既黄　　　b 規央　　　c 既往
15　c 既往

☑16　**はいせつ**を介助する。
　　　a 排泄　　　b 肺拙　　　c 排摂
16　a 排泄

☑17　腹部の**しょくしん**を行う。
　　　a 色沁　　　b 触診　　　c 職診
17　b 触診

☑18　**ほうごう**不全を起こす因子。
　　　a 抱合　　　b 縫合　　　c 縫業
18　b 縫合

☑19　**けいび**チューブを挿入する。
　　　a 経鼻　　　b 頸微　　　c 径美
19　a 経鼻

☑20　**ちゆ**を遅らせることになる。
　　　a 治癒　　　b 治由　　　c 知勇
20　a 治癒

101

コラム 看護漢字勉強のコツ

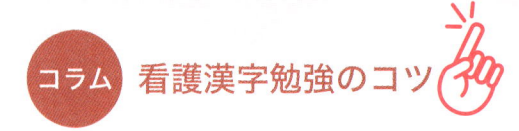

要領よく漢字を覚えるには？

意味を想像して覚えよう

　漢字はそれぞれ固有の意味を持っています。その漢字の意味を想像しながら覚えると、その漢字を使った熟語を覚えるのが楽になります。

　たとえば「臨床」という言葉があります。これは実際に患者さんの病床に向き合うことを意味します。この「臨」という漢字を使った熟語に「臨時」があります。これは決まった予定ではないという意味です。まったく異なるように思えますが、この二つを結びつけるのは「のぞむ（直面する）」という読み方です。病床にのぞんで医療を行う「臨床」。決まり事でなくその時にのぞんで行う「臨時」。さらに、時機にのぞみ、それに応じて行動を変化させる「臨機応変」という言葉も見つかります。

　このように漢字の意味に興味を持つだけで「臨」という漢字を使う言葉に関連する言葉をイモヅル式に覚えることもできます。また、漢字を「りん」のような音読みだけで覚えるより、「のぞむ」のような訓読みのもつ意味に注目してみるのもよいでしょう。

実際に使ってみるのが近道

　覚えた漢字を使ってみることも大切です。

　自分でノートをまとめなおしたりするときに、覚えた漢字を意識的にどんどん使ってみましょう。パソコンやスマートフォンなどに入力するのではなく、手を使って書くことが重要です。メモ帳を持ち歩いて書くことを習慣にするのもよいでしょう。

　そうして実際に使用することで、どんなときに使う言葉なのかを考える習慣がつき、その習慣が学習効果を高めます。

5日目

実践漢字編

国試重要
キーワード漢字

5日目では、1日目～4日目までの総仕上げとして例文形式と択一式の問題を出題します。主に国家試験でよく見る漢字を中心に、試験合格に必要な読解の基礎力を確認しましょう。

5日目 実践漢字編 国試重要キーワード漢字

問1 次の下線部のひらがなを漢字で記せ。

(解答)

(1) **けっかく**は空気感染する。　　(1) 結核

(2) 制服に**きが**える。　　(2) 着替

(3) 心室細動は**ちしせいふせいみゃく**である。　　(3) 致死性不整脈

(4) **かんねつ**滅菌は加熱による滅菌方法である。　　(4) 乾熱

(5) 飲酒に**きいん**する健康障害。　　(5) 起因

(6) **こうちゅうきゅう**が白血球の中で最も多い。　　(6) 好中球

(7) **けいび**胃管を挿入する。　　(7) 経鼻

(8) **おうだん**を確認する。　　(8) 黄疸

(9) **かんこうへん**は飲酒に起因する。　　(9) 肝硬変

(10) 関節**かどういき**訓練を開始する。　　(10) 可動域

(11) 運動を**すいしょう**する。　　(11) 推奨

(12) **ふとん**を敷く。　　(12) 布団

(13) **ぜんちたいばん**のリスク。　　(13) 前置胎盤

(14) 生活**しゅうかん**を改める。　　(14) 習慣

(15) **ひふ**が乾燥する。　　(15) 皮膚

(16) **きんきゅうれんらくさき**を聞く。　　(16) 緊急連絡先

実力テスト①

目標時間 **8**分 合格点 **23**点 /26点

問2 次の**下線部**の**漢字**の**読み**を a～c の中から選べ。

(1) **血漿**は-20度以下で冷凍保存する。
 a けっしょう　b けっすい　c けっせい
 (1) a けっしょう

(2) 発達**遅滞**が疑われる。
 a えんたい　b ちえん　c ちたい
 (2) c ちたい

(3) 食事介助では**誤嚥**を防ぐ注意が必要だ。
 a ごいん　b ごえつ　c ごえん
 (3) c ごえん

(4) 呼吸**中枢**は延髄に存在する。
 a ちゅうく　b ちゅうすう　c ちゅうくう
 (4) b ちゅうすう

(5) 採血時の**駆血法**を学ぶ。
 a くけつほう　b しけつほう　c きゅうけつほう
 (5) a くけつほう

(6) **傾眠**は意識障害に含まれる。
 a けいみん　b げいみん　c はんみん
 (6) a けいみん

(7) 適切な**口腔**ケアを行う。
 a こうこう　b こうくう　c こうがい
 (7) b こうくう

(8) 湯たんぽを使った**温罨法**
 a おんたんぽう　b おんかんほう　c おんあんぽう
 (8) c おんあんぽう

(9) **胃瘻**から栄養を摂取する。
 a いこう　b いがい　c いろう
 (9) c いろう

(10) 1日の尿量が400ml以下の場合を**乏尿**という。
 a じょうにょう　b ぼうにょう　c しょうにょう
 (10) b ぼうにょう

105

5日目 実践漢字編 国試重要キーワード漢字

問1 次の**下線部**の**ひらがな**を**漢字**で記せ。

(解答)

(1) **ひょうざい**感覚は、皮膚や粘膜の感覚である。　(1) 表在

(2) じん肺は**たんこう**従事者に起こりやすい。　(2) 炭坑（炭鉱）

(3) 血小板の機能は血液**ぎょうこ**である。　(3) 凝固

(4) **ちゅうひしゅ**はアスベストの吸引で起こる。　(4) 中皮腫

(5) **なんこう**を塗布する。　(5) 軟膏

(6) 分離不安は乳児期の**とくちょう**である。　(6) 特徴

(7) 心房中隔欠損症は**せんてんいじょう**である。　(7) 先天異常

(8) 第1次**はんこうき**は2〜4歳頃にあらわれる。　(8) 反抗期

(9) **まっしょうしんけい**中のヘモグロビン濃度。　(9) 末梢神経

(10) 一度**かくとく**した知的機能が衰退する。　(10) 獲得

(11) **けんおかん**を持つ。　(11) 嫌悪感

(12) **しょうさい**に指摘する。　(12) 詳細

(13) **ただち**に中止する。　(13) 直

(14) **しょぐう**について話し合う。　(14) 処遇

(15) 薬剤**たいせい**が生じる。　(15) 耐性

(16) **りんりてき**配慮が必要だ。　(16) 倫理的

実力テスト②

目標時間 **8分** / 合格点 **23点** / /26点

問2 次の**下線部**の**漢字**の**読み**をa〜cの中から選べ。

(1) 発赤は**褥瘡**の初期症状である。
　a じょくそう　b そうしょう　c しゅくそう

(2) **潜函病**は、潜水を職業にする人などにみられる。
　a かんせんびょう　b せんかんびょう　c はんせんびょう

(3) 麻疹では**二峰性**発熱がみられる。
　a にほうせい　b にそうせい　c そうほうせい

(4) **滲出液**を除去する。
　a しんしゅつえき　b さんしゅつえき　c ざんしゅつえき

(5) **産褥**体操は深呼吸から始める。
　a さんじき　b さんじょう　c さんじょく

(6) **溶血性**貧血はステロイドを使用する。
　a とけつせい　b ようけつせい　c とうけつせい

(7) 脈拍は、**橈骨**動脈に触れて測る。
　a とうこつ　b きょうこう　c こっかつ

(8) 胆石症は、**右季肋部**の疝痛発作を特徴とする。
　a みぎきじょぶ　b みぎきすけぶ　c みぎきろくぶ

(9) 患者が**掻痒感**を訴える。
　a ぎょうようかん　b そうようかん　c しょうようかん

(10) 腸**蠕動**を抑制する。
　a ぜんどう　b ばんどう　c ぜいどう

解答

(1) a じょくそう
(2) b せんかんびょう
(3) a にほうせい
(4) a しんしゅつえき
(5) c さんじょく
(6) b ようけつせい
(7) a とうこつ
(8) c みぎきろくぶ
(9) b そうようかん
(10) a ぜんどう

5日目 実践漢字編 国試重要キーワード漢字

問1 次の**下線部**の**ひらがな**を**漢字**で記せ。 （解答）

(1) **たいじょうほうしん**はウイルス感染である。　(1) 帯状疱疹

(2) AEDの**でんきょく**パッドを貼る。　(2) 電極

(3) A型肝炎は**けいこうかんせん**する。　(3) 経口感染

(4) 再生不良性貧血で**はん**血球減少症がみられる。　(4) 汎

(5) **かいきょう**手術を行う。　(5) 開胸

(6) 皮膚の**こうちょう**がみられる。　(6) 紅潮

(7) 新薬の使用を**けんとう**する。　(7) 検討

(8) **きつえんりつ**が上昇する。　(8) 喫煙率

(9) 気道を**かくほ**する。　(9) 確保

(10) **どうこう**が開く。　(10) 瞳孔

(11) カテーテルの**しにゅう**部。　(11) 刺入

(12) 水分を**ひかえる**。　(12) 控

(13) **ぜったい**はむやみに取り除かない。　(13) 舌苔

(14) 機会を**もうける**。　(14) 設

(15) 病棟に**きんむ**する。　(15) 勤務

(16) 食塩の**せっしゅ**量。　(16) 摂取

実力テスト③

目標時間 **8分**　合格点 **23点**　／26点

問2　次の**下線部**の**漢字**の**読み**をa〜cの中から選べ。

(1) 虐待を地域**包括支援**センターに通報する。
　　a そうかつしえん　b ほうかつしえん　c とうかつしえん
　　解答：(1) b ほうかつしえん

(2) 知覚神経の興奮を**鎮静**する。
　　a ちんぜい　b しんせい　c ちんせい
　　解答：(2) c ちんせい

(3) **怒責**やくしゃみは尿失禁の原因になる。
　　a どせき　b ごうせき　c どしゃく
　　解答：(3) a どせき

(4) アドレナリンには**昇圧作用**がある。
　　a こうあつさよう　b しょうあつさよう　c ぼうあつさよう
　　解答：(4) b しょうあつさよう

(5) 鉄欠乏性貧血では**匙状爪**がみられる。
　　a じじょうづめ　b さしじょうづめ　c さじじょうづめ
　　解答：(5) c さじじょうづめ

(6) **鼠径**ヘルニアの根治術。
　　a きゅうけい　b そけい　c とけい
　　解答：(6) b そけい

(7) 腹部**膨満感**を訴える。
　　a ぼうまんかん　b ちょうまんかん　c ほうまんかん
　　解答：(7) a ぼうまんかん

(8) 高**蛋白食**が必要である。
　　a せんぱくしょく　b たんぱくしょく　c わんぱくしょく
　　解答：(8) b たんぱくしょく

(9) **低残渣**食を摂取する。
　　a ていざんせい　b ていざんか　c ていざんさ
　　解答：(9) c ていざんさ

(10) 医療上の**禁忌**。
　　a きんみ　b きんき　c きんい
　　解答：(10) b きんき

5日目 実践漢字編 国試重要キーワード漢字

問1 次の**下線部**の**ひらがな**を**漢字**で記せ。

解答

(1) 健康保険の**じこふたん**割合。　　(1) 自己負担

(2) 母子を**ぶんり**する。　　(2) 分離

(3) **ふりょ**の事故による死亡。　　(3) 不慮

(4) **こうきんやく**を点眼する。　　(4) 抗菌薬

(5) 退院して社会**ふっき**する。　　(5) 復帰

(6) 廃棄物を**しょうきゃく**する。　　(6) 焼却

(7) **せんしょくたい**検査の必要性。　　(7) 染色体

(8) 角膜が**こんだく**する。　　(8) 混濁

(9) 病原**びせいぶつ**を排除する。　　(9) 微生物

(10) 手袋を**そうちゃく**する。　　(10) 装着

(11) **きゅうけい**時間が終わる。　　(11) 休憩

(12) **げきやく**を取り扱う。　　(12) 劇薬

(13) 介護**ほうしゅう**を受け取る。　　(13) 報酬

(14) **こうきゅうてき**ペースメーカー植え込み術。　　(14) 恒久的

(15) **さんさ**神経が刺激される。　　(15) 三叉

(16) 夕食が**はいぜん**される。　　(16) 配膳

実力テスト④

目標時間 **8分** 　合格点 **23点** 　／26点

問2　次の**下線部**の**漢字**の**読み**をa〜cの中から選べ。

(解答)

(1) **貪食**を行う細胞。
　　a どんしょく　　b ぼうしょく　　c どんじき

(1) a どんしょく

(2) **吐物**を誤嚥しないように注意する。
　　a しゃぶつ　　b とぶつ　　c おぶつ

(2) b とぶつ

(3) **床頭台**に収納する。
　　a しょうとうだい　b とうとうだい　c とことうだい

(3) a しょうとうだい

(4) **腸捻転**を発症する。
　　a ちょうねんてん　b ちょうかんてん　c ちょうせんてん

(4) a ちょうねんてん

(5) 眼球結膜に**黄染**が認められる。
　　a こうせん　　b きせん　　c おうせん

(5) c おうせん

(6) 胸内**苦悶**を伴う胸痛。
　　a くとう　　b くもん　　c くしん

(6) b くもん

(7) **間欠性**の腹部痙攣痛。
　　a かんけつせい　b かんがいせい　c かんきょうせい

(7) a かんけつせい

(8) **感冒**の症状がみられる。
　　a かんせい　　b かんほう　　c かんぼう

(8) c かんぼう

(9) **搾乳**した母乳を冷凍する。
　　a しゃくにゅう　b さくにゅう　c きゃくにゅう

(9) b さくにゅう

(10) 体の**防御**機能が低下する。
　　a ぼうぎょ　　b ぼうご　　c ぼうおん

(10) a ぼうぎょ

111

5日目 実践漢字編 国試重要キーワード漢字

問1　次の**下線部**の**ひらがな**を**漢字**で記せ。　　解答

(1)　インフルエンザの**でんぱ**経路。　　(1)　伝播

(2)　**ふしょうしゃ**が発生する。　　(2)　負傷者

(3)　断続性**ふくざつおん**が聴取される。　　(3)　副雑音

(4)　血小板の働きは**しけつ**である。　　(4)　止血

(5)　**こつずいいしょく**を受ける。　　(5)　骨髄移植

(6)　**かれい**に伴う身体変化。　　(6)　加齢

(7)　**ろうろうかいご**が深刻な問題だ。　　(7)　老老介護

(8)　正常値の**はんい**。　　(8)　範囲

(9)　注意力が**さんまん**になる。　　(9)　散漫

(10)　インスリン**かんじゅせい**が低い。　　(10)　感受性

(11)　**めいわく**をかける。　　(11)　迷惑

(12)　**き**き腕である右肘を強打した。　　(12)　利

(13)　山登りが**しゅみ**だ。　　(13)　趣味

(14)　**どうりょう**と外食する。　　(14)　同僚

(15)　慢性**へいそく**性肺疾患と診断される。　　(15)　閉塞

(16)　**びおんとう**で洗浄する。　　(16)　微温湯

実力テスト⑤

目標時間 **8分** / 合格点 **23点** / /26点

問2 次の**下線部**の**漢字**の**読み**をa〜cの中から選べ。

(解答)

(1) 右**手掌部**を触る。
　　aしゅわんぶ　bしゅしょうぶ　cしゅけんぶ
(1) bしゅしょうぶ

(2) 化学療法による**悪心**。
　　aあくしん　bにゃくしん　cおしん
(2) cおしん

(3) 赤ちゃんが**喃語**を話す。
　　aなんご　bたんご　cほご
(3) aなんご

(4) **顆粒球**の大部分は好中球である。
　　aさりゅうきゅう　bかりゅうきゅう　cがんりゅうきゅう
(4) bかりゅうきゅう

(5) **膝関節**を動かす。
　　aしちかんせつ　bきつかんせつ　cしつかんせつ
(5) cしつかんせつ

(6) 着物の**裾**を上げる。
　　aすそ　bたけ　cたもと
(6) aすそ

(7) **日和見**感染が起こりやすい。
　　aひわみ　bひよりみ　cにちわみ
(7) bひよりみ

(8) **端坐位**訓練を開始する。
　　aはざい　bはしざい　cたんざい
(8) cたんざい

(9) 弱酸性**石鹸**を使う。
　　aせっかん　bせっけん　cせきけん
(9) bせっけん

(10) **吸啜反射**は原始反射のひとつだ。
　　aきゅうてつはんしゃ　bきゅうすうはんしゃ　cきゅうすいはんしゃ
(10) aきゅうてつはんしゃ

113

5日目 実践漢字編 国試重要キーワード漢字

問1 次の**下線部**の**ひらがな**を**漢字**で記せ。

(解答)

(1) **ぶんべん**室に入る。 — (1) 分娩

(2) **こつずいせんし**を仰臥位で行う。 — (2) 骨髄穿刺

(3) **そせいほう**を行う。 — (3) 蘇生法

(4) 夜の町を**はいかい**する。 — (4) 徘徊

(5) 喉の**かわ**きを自覚する。 — (5) 渇

(6) **ぞうえいざい**を注入する。 — (6) 造影剤

(7) **じせき**の念にかられる。 — (7) 自責

(8) ベッドの**さく**を下げる。 — (8) 柵

(9) **きが**状態に陥る。 — (9) 飢餓

(10) 昏睡状態から**かくせい**する。 — (10) 覚醒

(11) 再発を**くり**返す。 — (11) 繰

(12) 歯を**ばっきょ**する。 — (12) 抜去

(13) **けんたいかん**を訴える。 — (13) 倦怠感

(14) **いしそつう**を図る。 — (14) 意思疎通

(15) 友人と**こうろん**になる。 — (15) 口論

(16) 関節リウマチは**こうげんびょう**の一種だ。 — (16) 膠原病

実力テスト⑥

目標時間 **8分** / 合格点 **23点** / /26点

問2 次の**下線部**の漢字の**読み**をa〜cの中から選べ。

(1) **熱布清拭**を行う。
 a ねつぬのせいそう　b ねっぷせいふ　c ねっぷせいしき
 解答 (1) c ねっぷせいしき

(2) 個人情報の**漏洩**禁止。
 a ろうえい　b ろえい　c ろうしん
 (2) a ろうえい

(3) 乳児を**沐浴**させる。
 a きゅうよく　b もくよく　c もくそう
 (3) b もくよく

(4) **耳垢**を取る。
 a じか　b じこう　c じく
 (4) b じこう

(5) **弛張熱**は敗血症や腎盂炎などにみられる。
 a しちょうねつ　b かんちょうねつ　c せちょうねつ
 (5) a しちょうねつ

(6) **普遍的**な問題。
 a ふかんてき　b しんぺんてき　c ふへんてき
 (6) c ふへんてき

(7) 腸が**癒着**する。
 a ゆちゃく　b みっちゃく　c ゆうちゃく
 (7) a ゆちゃく

(8) 行政の**施策**。
 a ほうさく　b しさく　c せさく
 (8) b しさく

(9) 人権**擁護**の活動。
 a えんご　b そうご　c ようご
 (9) c ようご

(10) 心停止時に前胸部**叩打**法を行う。
 a こうだ　b きょうだ　c おうだ
 (10) a こうだ

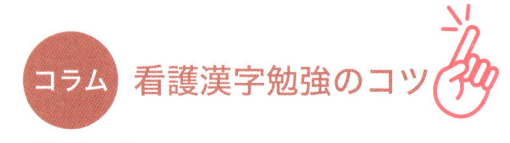

コラム 看護漢字勉強のコツ
集中力とモチベーションを維持するには？

15分集中でスプリンタータイプの勉強

　集中力が最高のレベルを維持していられるのは、せいぜい「15分程度」だということが脳科学の研究から判明しています。したがって長時間続けるよりも15分しっかり集中して、少し休憩を取ってからまた勉強する方法が効果的です。しかし、休憩を終えてすぐにまた同じことに集中するのはなかなか骨が折れます。そこで少し方向を変え、たとえば、最初の15分で勉強する箇所全体を見通し、次の15分で問題を解いていき、さらに次の15分で間違えた問題の漢字の意味を徹底的に調べるなどと自分なりにいろいろな区分をつくってみましょう。休憩と勉強の切り替えがうまくでき、集中力を維持できます。

身近な目標を立て自分を評価しよう

　勉強の目標を立てるのは必要なことですが、漠然と「国家試験に合格する！」というような大きな目標だけでなく、勉強するにあたって達成することが具体的になる、身近な目標を立ててみましょう。たとえば、「このページをやりきる」「この項目を何分以内で」「20問中16問正解」などでかまいません。こうした目標を立ててクリアしたことから達成感を感じ、自分を評価することが次の勉強へと前進していく力になります。

　また、みなさんの当初の目的は国家試験合格でしょうが、その先にある、看護師になるという目標のほうが大切です。さらに、「どんな看護師になりたいか」と具体的に未来の自分を想像することで、勉強のモチベーションを高め、その目標があなたを国家試験合格へと導いてくれるはずです。

付録

難読看護漢字
総チェックリスト

読みにくい漢字や読めそうで読めない漢字をまとめて速習できる漢字リストを用意しました。まとめてチェックしておきましょう。また、五十音順に並べていますので、読み方がわからない難読漢字を調べることもできます。

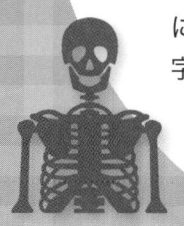

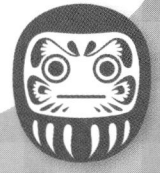

付録 難読看護漢字 総チェックリスト

●赤シートを当て、かくれた部分の漢字の読みをチェックしましょう。

あ行

- ☐ 噯気　　あいき
- ☐ 悪液質　あくえきしつ
- ☐ 痣　　　あざ
- ☐ 圧痕　　あっこん
- ☐ 圧痛　　あっつう
- ☐ 軋轢音　あつれきおん
- ☐ 鐙骨　　あぶみこつ
- ☐ 易感染性　いかんせんせい
- ☐ 閾値　　いきち
- ☐ 依拠　　いきょ
- ☐ 椅坐位　いざい
- ☐ 縊死　　いし
- ☐ 萎縮　　いしゅく
- ☐ 溢血　　いっけつ
- ☐ 溢流性　いつりゅうせい
- ☐ 鼾　　　いびき
- ☐ 疣　　　いぼ
- ☐ 胃瘻　　いろう
- ☐ 齲歯　　うし
- ☐ 鬱滞　　うったい
- ☐ 嬰児　　えいじ
- ☐ 会陰　　えいん
- ☐ 腋窩　　えきか
- ☐ 疫病　　えきびょう
- ☐ 壊疽　　えそ
- ☐ 嘔気　　おうき
- ☐ 横指　　おうし
- ☐ 凹足　　おうそく
- ☐ 黄疸　　おうだん
- ☐ 悪寒戦慄　おかんせんりつ
- ☐ 悪露　　おろ
- ☐ 温罨法　おんあんぽう
- ☐ 温湯　　おんとう

か行

- ☐ 臥位　　がい

あ行 か行

- ☐ 壊血病　かいけつびょう
- ☐ 疥癬　かいせん
- ☐ 咳嗽　がいそう
- ☐ 蟹足腫　かいそくしゅ
- ☐ 外套針　がいとうしん
- ☐ 灰白色便　かいはくしょくべん
- ☐ 回盲弁　かいもうべん
- ☐ 潰瘍　かいよう
- ☐ 乖離　かいり
- ☐ 下顎　かがく
- ☐ 蝸牛神経　かぎゅうしんけい
- ☐ 郭清　かくせい
- ☐ 額帯鏡　がくたいきょう
- ☐ 喀痰　かくたん
- ☐ 鵞口瘡　がこうそう
- ☐ 臥床　がしょう
- ☐ 下腿　かたい
- ☐ 脚気　かっけ
- ☐ 喀血　かっけつ
- ☐ 痂皮　かひ

- ☐ 鼾音　かんおん
- ☐ 眼窩　がんか
- ☐ 寛解　かんかい
- ☐ 桿菌　かんきん
- ☐ 緩下剤　かんげざい
- ☐ 間欠性　かんけつせい
- ☐ 眼瞼縁炎　がんけんえんえん
- ☐ 鉗子　かんし
- ☐ 緩衝　かんしょう
- ☐ 汗疹　かんしん
- ☐ 乾癬　かんせん
- ☐ 含嗽　がんそう
- ☐ 浣腸　かんちょう
- ☐ 嵌頓　かんとん
- ☐ 陥入爪　かんにゅうそう
- ☐ 肝斑　かんぱん
- ☐ 汗疱　かんぽう
- ☐ 灌流　かんりゅう
- ☐ 既往歴　きおうれき
- ☐ 危惧　きぐ

付録 難読看護漢字 総チェックリスト

- ☐ 蟻走感　　　ぎそうかん
- ☐ 吃逆　　　　きつぎゃく
- ☐ 亀甲帯　　　きっこうたい
- ☐ 拮抗薬　　　きっこうやく
- ☐ 危篤　　　　きとく
- ☐ 企図振戦　　きとしんせん
- ☐ 記銘障害　　きめいしょうがい
- ☐ 臼歯　　　　きゅうし
- ☐ 丘疹　　　　きゅうしん
- ☐ 吸啜反射　　きゅうてつはんしゃ
- ☐ 凝塊　　　　ぎょうかい
- ☐ 仰臥位　　　ぎょうがい
- ☐ 頬骨　　　　きょうこつ
- ☐ 狭窄　　　　きょうさく
- ☐ 強靱　　　　きょうじん
- ☐ 蟯虫　　　　ぎょうちゅう
- ☐ 棘細胞　　　きょくさいぼう
- ☐ 鋸歯　　　　きょし
- ☐ 季肋部　　　きろくぶ
- ☐ 禁忌　　　　きんき

- ☐ 筋弛緩薬　　きんしかんやく
- ☐ 軀幹　　　　くかん
- ☐ 駆血法　　　くけつほう
- ☐ 嚔　　　　　くしゃみ
- ☐ 鶏眼　　　　けいがん
- ☐ 頸肩腕症候群
　　　　けいけんわんしょうこうぐん
- ☐ 憩室　　　　けいしつ
- ☐ 茎状突起　　けいじょうとっき
- ☐ 頸部　　　　けいぶ
- ☐ 傾眠　　　　けいみん
- ☐ 稽留熱　　　けいりゅうねつ
- ☐ 痙攣　　　　けいれん
- ☐ 下疳　　　　げかん
- ☐ 血液透析　　けつえきとうせき
- ☐ 結紮　　　　けっさつ
- ☐ 血腫　　　　けっしゅ
- ☐ 血漿　　　　けっしょう
- ☐ 欠伸　　　　けっしん
- ☐ 解毒　　　　げどく

か行　さ行

- 眩暈　　　げんうん
- 倦怠感　　けんたいかん
- 巻綿子　　けんめんし
- 口蓋　　　こうがい
- 口渇　　　こうかつ
- 睾丸　　　こうがん
- 交誼　　　こうぎ
- 咬筋　　　こうきん
- 膠原病　　こうげんびょう
- 咬合　　　こうごう
- 拘縮　　　こうしゅく
- 口唇　　　こうしん
- 梗塞　　　こうそく
- 叩打痛　　こうだつう
- 鉤虫　　　こうちゅう
- 更年期　　こうねんき
- 絞扼　　　こうやく
- 誤嚥　　　ごえん
- 股関節　　こかんせつ
- 枯草熱　　こそうねつ

- 姑息的療法　こそくてきりょうほう
- 骨髄穿刺　こつずいせんし
- 骨粗鬆症　こつそしょうしょう
- 骨梁　　　こつりょう
- 呼名　　　こめい
- 困窮　　　こんきゅう
- 昏睡　　　こんすい

さ行

- 臍窩　　　さいか
- 細菌叢　　さいきんそう
- 臍帯　　　さいたい
- 逆子　　　さかご
- 嗄声　　　させい
- 擦過傷　　さっかしょう
- 挫滅症候群　ざめつしょうこうぐん
- 残渣　　　ざんさ
- 三叉神経　さんさしんけい

付録 難読看護漢字 総チェックリスト

- ☐ 産褥　　さんじょく
- ☐ 三尖弁　さんせんべん
- ☐ 暫定的　ざんていてき
- ☐ 霰粒腫　さんりゅうしゅ
- ☐ 哆開　　しかい
- ☐ 止瀉薬　ししゃやく
- ☐ 矢状面　しじょうめん
- ☐ 歯尖　　しせん
- ☐ 耳朶　　じだ
- ☐ 七島熱　しちとうねつ
- ☐ 膝関節　しつかんせつ
- ☐ 刺入部　しにゅうぶ
- ☐ 紫斑　　しはん
- ☐ 嗜癖　　しへき
- ☐ 瀉下　　しゃげ
- ☐ 惹起　　じゃっき
- ☐ 尺骨　　しゃっこつ
- ☐ 充填　　じゅうてん
- ☐ 重篤　　じゅうとく
- ☐ 羞明　　しゅうめい

- ☐ 絨毛　　じゅうもう
- ☐ 粥状　　じゅくじょう
- ☐ 縮瞳　　しゅくどう
- ☐ 腫脹　　しゅちょう
- ☐ 腫瘍　　しゅよう
- ☐ 遵守　　じゅんしゅ
- ☐ 漿液　　しょうえき
- ☐ 猩紅熱　しょうこうねつ
- ☐ 踵骨　　しょうこつ
- ☐ 硝子体　しょうしたい
- ☐ 憔悴　　しょうすい
- ☐ 掌蹠　　しょうせき
- ☐ 招聘　　しょうへい
- ☐ 睫毛　　しょうもう
- ☐ 褥瘡　　じょくそう
- ☐ 嘱託　　しょくたく
- ☐ 食塊　　しょっかい
- ☐ 止痢薬　しりやく
- ☐ 脂漏　　しろう
- ☐ 痔瘻　　じろう

さ行

- 皺　　　　しわ
- 塵埃　　　じんあい
- 心窩部　　しんかぶ
- 心悸亢進　しんきこうしん
- 呻吟　　　しんぎん
- 神経叢　　しんけいそう
- 真摯　　　しんし
- 侵襲　　　しんしゅう
- 浸潤　　　しんじゅん
- 迅速　　　じんそく
- 靱帯　　　じんたい
- 進捗　　　しんちょく
- 心囊　　　しんのう
- 蕁麻疹　　じんましん
- 水痘　　　すいとう
- 皺状　　　すうじょう
- 清拭　　　せいしき
- 脆弱　　　ぜいじゃく
- 脊柱　　　せきちゅう
- 鑷子　　　せっし

- 截石位　　せっせきい
- 舌苔　　　ぜったい
- 遷延　　　せんえん
- 荐延性　　ぜんえんせい
- 前駆症状　ぜんくしょうじょう
- 穿孔　　　せんこう
- 尖足　　　せんそく
- 疝痛　　　せんつう
- 剪刀　　　せんとう
- 蠕動　　　ぜんどう
- 尖頭症　　せんとうしょう
- 浅頻呼吸　せんひんこきゅう
- 喘鳴　　　ぜんめい
- 譫妄　　　せんもう
- 躁鬱　　　そううつ
- 挿管　　　そうかん
- 爪床　　　そうしょう
- 搔爬　　　そうは
- 足趾　　　そくし
- 塞栓　　　そくせん

付録 難読看護漢字 総チェックリスト

- ☐ 粟粒結核　ぞくりゅうけっかく
- ☐ 鼠径部　そけいぶ
- ☐ 齟齬　そご
- ☐ 鼠咬症　そこうしょう
- ☐ 咀嚼　そしゃく
- ☐ 蹲踞　そんきょ

た行

- ☐ 帯下　たいげ
- ☐ 大彎　だいわん
- ☐ 堕胎　だたい
- ☐ 脱疽　だっそ
- ☐ 胆嚢　たんのう
- ☐ 蝶形紅斑　ちょうけいこうはん
- ☐ 徴候　ちょうこう
- ☐ 腸骨棘　ちょうこつきょく
- ☐ 鎮咳薬　ちんがいやく
- ☐ 陳旧性　ちんきゅうせい
- ☐ 鎮痙薬　ちんけいやく
- ☐ 椎間板　ついかんばん

- ☐ 剃刀　ていとう
- ☐ 摘便　てきべん
- ☐ 癲癇　てんかん
- ☐ 伝播経路　でんぱけいろ
- ☐ 天疱瘡　てんぽうそう
- ☐ 盗汗　とうかん
- ☐ 套管針　とうかんしん
- ☐ 橈骨　とうこつ
- ☐ 凍瘡　とうそう
- ☐ 疼痛　とうつう
- ☐ 吐瀉　としゃ
- ☐ 兎唇　としん
- ☐ 怒張　どちょう
- ☐ 塗布　とふ
- ☐ 塗抹　とまつ
- ☐ 呑気症　どんきしょう
- ☐ 貪食　どんしょく
- ☐ 頓服　とんぷく
- ☐ 鈍麻　どんま

な行

- 喃語　　なんご
- 軟性下疳　なんせいげかん
- 難治性　なんちせい
- 肉芽　　にくげ
- 二峰性　にほうせい
- 乳糜　　にゅうび
- 尿崩症　にょうほうしょう
- 捻挫　　ねんざ
- 粘稠　　ねんちゅう
- 捻髪音　ねんぱつおん
- 脳振盪　のうしんとう
- 囊胞　　のうほう
- 膿盆　　のうぼん
- 脳梁　　のうりょう

は行

- 徘徊　　はいかい
- 黴菌　　ばいきん
- 排唾管　はいだかん
- 破瓜型　はかがた
- 麦穂帯　ばくすいたい
- 白癬菌　はくせんきん
- 剥離　　はくり
- 跛行　　はこう
- 播種性　はしゅせい
- 抜去　　ばっきょ
- 瘢痕　　はんこん
- 煩雑　　はんざつ
- 絆創膏　ばんそうこう
- 範疇　　はんちゅう
- 反跳痛　はんちょうつう
- 肥厚　　ひこう
- 粃糠疹　ひこうしん
- 批准　　ひじゅん
- 砒素　　ひそ
- 逼迫　　ひっぱく
- 被曝　　ひばく
- 飛蚊症　ひぶんしょう

付録 難読看護漢字 総チェックリスト

- ☐ 疲弊　　　ひへい
- ☐ 氷枕　　　ひょうちん
- ☐ 日和見感染
　　　　　　ひよりみかんせん
- ☐ 糜爛　　　びらん
- ☐ 鼻涙管　　びるいかん
- ☐ 頻繁　　　ひんぱん
- ☐ 風貌　　　ふうぼう
- ☐ 賦活化　　ふかつか
- ☐ 不感蒸泄　ふかんじょうせつ
- ☐ 匐行性角膜潰瘍
　　　ふくこうせいかくまくかいよう
- ☐ 輻輳　　　ふくそう
- ☐ 雲脂　　　ふけ
- ☐ 不定愁訴　ふていしゅうそ
- ☐ 布帛包帯　ふはくほうたい
- ☐ 吻合　　　ふんごう
- ☐ 僻地　　　へきち
- ☐ 胼胝　　　べんち
- ☐ 片麻痺　　へんまひ

- ☐ 鞭毛　　　べんもう
- ☐ 蜂窩織炎　ほうかしきえん
- ☐ 萌出遅延　ほうしゅつちえん
- ☐ 母趾　　　ぼし
- ☐ 発赤　　　ほっせき
- ☐ 補綴　　　ほてつ

ま行

- ☐ 蔓延　　　まんえん
- ☐ 満月様顔貌
　　　　　まんげつようがんぼう
- ☐ 眉間　　　みけん
- ☐ 味蕾　　　みらい
- ☐ 霧視　　　むし
- ☐ 酩酊　　　めいてい
- ☐ 面疔　　　めんちょう
- ☐ 面皰　　　めんぽう
- ☐ 蒙古斑　　もうこはん
- ☐ 毛嚢　　　もうのう
- ☐ 毛様体　　もうようたい

は行 ま行 や行 ら行 わ行

や行

- [ ] 夜啼症　　やていしょう
- [ ] 疣贅　　　ゆうぜい
- [ ] 痒疹　　　ようしん
- [ ] 羊水　　　ようすい
- [ ] 涎　　　　よだれ

ら行

- [ ] 落屑　　　らくせつ
- [ ] 螺旋器　　らせんき
- [ ] 罹患　　　りかん
- [ ] 裏急後重　りきゅうこうじゅう
- [ ] 立毛　　　りつもう
- [ ] 離被架　　りひか
- [ ] 流涎　　　りゅうぜん
- [ ] 淋疾　　　りんしつ
- [ ] 鱗屑　　　りんせつ
- [ ] 類鼾音　　るいかんおん
- [ ] 羸痩　　　るいそう
- [ ] 轢死　　　れきし
- [ ] 攣縮　　　れんしゅく
- [ ] 瘻孔　　　ろうこう
- [ ] 漏出液　　ろうしゅつえき
- [ ] 漏斗　　　ろうと
- [ ] 濾胞　　　ろほう

わ行

- [ ] 彎曲　　　わんきょく

■監修者略歴
飯田 恭子（いいだ　やすこ）

兵庫県芦屋市出身。AFS 8 期生。神戸女学院大学英文学科卒。東京大学医学部保健学科、同大学院医学系研究科修士・博士課程修了。保健学博士。
現・日本医療科学大学保健医療学部学部長、首都大学東京名誉教授。
主な著書に『学生のためのカレントメディカルイングリッシュ』『カタカナ語でわかる医療英単語』『ネイティブ感覚でわかる医療動詞』（医学書院）、『看護師のための医学・看護略語辞典』（ナツメ社）などがある。

■STAFF
本文デザイン・組版／宮嶋まさ代
編集協力／PAQUET、斉藤道子、砂野加代子、松浦友洋
本文イラスト／山田博喜

看護学生必須の
漢字・熟語 5 日間攻略問題集

監　　　修	飯田 恭子
発 行 者	田仲 豊徳
発 行 所	株式会社 滋慶出版 ／ 土屋書店
	〒150-0001　東京都渋谷区神宮前3-42-11
	TEL 03-5775-4471　FAX 03-3479-2737
	E-mail　shop@tuchiyago.co.jp
印刷・製本	シナノ書籍印刷株式会社

©Jikei Shuppan Printed in Japan　　　http://tuchiyago.co.jp

落丁・乱丁は当社にてお取替えいたします。
許可なく転載、複製することを禁じます。
この本に関するお問合せは、書名・氏名・連絡先を明記のうえ、上記FAXまたはメールアドレスへお寄せください。なお、電話でのご質問はご遠慮くださいませ。またご質問内容につきましては「本書の正誤に関するお問合せのみ」とさせていただきます。あらかじめご了承ください。